心理測定を活かした看護研究

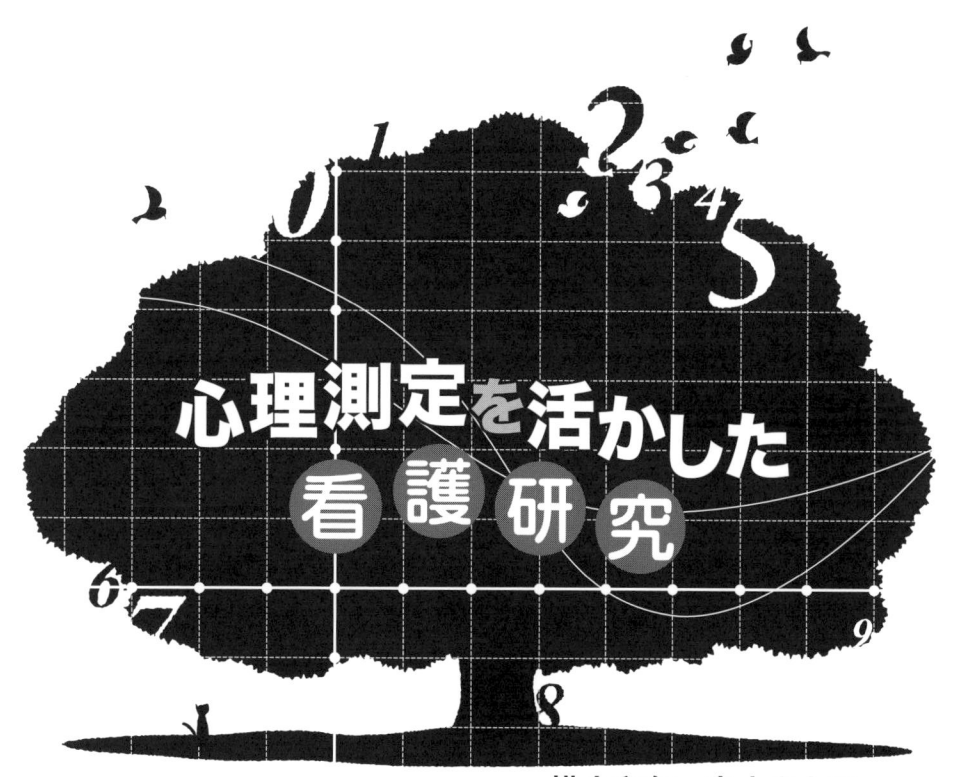

横山和仁・青木きよ子 編著

金子書房

※ Excel，Powerpoint，Word は米国およびその他の国の Microsoft 社の登録商標，または商標である。
※また，本文中に™マークや Ⓡ マークは明記しないが，その他のここに表記した社名や製品名以外の社名や製品名についても当社はすべて登録商標，あるいは商標とみなしている。

目次

第1章 看護研究の必要性と本書の目的 ... 1
横山和仁

1. 看護研究論文の現状 ... 2
2. 看護研究とは何か ... 4
3. 看護研究を阻害するもの ... 5
4. 本書の対象と目的 ... 5

第2章 心理測定とは何か ... 7
岩佐 一

1. 心理的事象の測定 ... 8
2. 心理測定の基礎知識 ... 9
3. 心理尺度を使用するうえでの留意点 ... 24

第3章 代表的な心理測定法 ... 29
渡邊一久

1. 主な心理測定尺度・検査 ... 30
2. 看護研究で知っておくべき著作権法 ... 38

第4章 疫学研究のデザインと進め方 ... 45
黒沢美智子

1. 基本的な疫学手法 ... 46
2. 研究費の申請 ... 59
3. 研究計画の作成と倫理審査 ... 62
4. 研究の実践とその後 ... 66

第5章
データ解析法
豊川智之

- 70　1　はじめに
- 70　2　データの準備
- 73　3　データの分布の確認（記述統計）
- 73　4　データ解析
- 86　5　SASとSPSSを用いた分析

第6章
研究内容の表現と方法の選択
横山和仁
廣島麻揚
七井琢哉

- 104　1　学術論文の書き方
- 114　2　プレゼンテーション

第7章
看護研究における実例
山本則子
千葉由美
青木きよ子

- 128　1　Good Practice 1
- 141　2　Good Practice 2
- 155　3　Good Practice QOL

167　索　引

第1章 看護研究の必要性と本書の目的

横山和仁

現在，わが国の看護大学・看護学部数は急増し，2012年には設置されている大学院は修士147，博士71となっている（日本看護系大学協議会ホームページ http://www.janpu.or.jp/kango/k06.html より）。看護領域における研究の実施あるいは指導が量・質ともに進み，国内の研究会・学会報告にとどまらず，国際学会での発表・英文誌掲載を含めた研究論文の公表が望まれている。本章では，看護研究とは何かを振り返り，その展開の必要性を述べる。

1 看護研究の必要性と本書の目的

1 看護研究論文の現状

　体系的な医学文献データベースは，1879年に刊行が開始され最新医学文献を主題ごとに整理した *Index Medicus* が始まりとされている。*Index Medicus* は，1964年にMEDLARS（Medical Literature Analysis and Retrieval System）としてコンピューター化され，さらに1971年には，米国国立医学図書館（National Library of Medicine：NLM）により，オンラインで検索できるMEDLINE（MEDLARS Online）へと発展した。MEDLINEは，医学のみならず，生命科学全般に関する文献情報を提供しており，看護学もこの対象に含まれている。1997年からは，NLM内の米国国立生物工学情報センター（National Center for Biotechnology Information：NCBI）がPubMedと呼ばれるデータベースを公開し，1966年以後のMEDLINE収録文献情報が無料で利用できるようになっている。このPubMedで看護領域雑誌（nursing journals）に限定して検索すると，2012年11月20日現在で610,222件の文献が収録されている。そのうち，筆頭著者の所属機関を示すaffiliationがJapanであるもの（すなわち，日本の大学，研究機関などで行われたと考えられる研究）は743件にとどまる（表1-1）。この割合は年々増加してはいるが，同様に主要臨床医学文献（core clinical jour-

表1-1　PubMed 所載文献数

	nursing journals		core clinical journals	
	全体	affiliation=Japan	全体	affiliation=Japan
1980以前	121,000	0(0%)	438,155	9(0.002%)
1981-1985	59,869	0(0%)	149,120	0(0%)
1986-1990	71,564	4(0.006%)	174,733	3,587(2.1%)
1991-1995	80,731	4(0.005%)	190,269	6,405(3.4%)
1996-2000	82,580	73(0.09%)	197,125	8,582(4.4%)
2001-2005	76,319	189(0.25%)	207,597	8,553(4.1%)
2006-2010	85,535	327(0.38%)	252,102	6,246(2.5%)
2011-2012	32,624	146(0.45%)	94,970	2,431(2.6%)
合計	610,222	743(0.1%)	1,704,071	35,804(2.1%)

注　2012年11月20日に検索したが，検索範囲は年号のみ指定し，日付けは指定しなかった。

nals）について比較すれば，まだまだ小さい（表1-1）。

一方，国内でみると，日本看護協会の最新看護索引Webには821誌が，また，医学中央雑誌Webの看護領域には581誌が収載されており，多数の文献が掲載されている（2012年11月20日調べ）。しかし，このうち，研究論文とされるものは，そう多くはない。すなわち，最新看護索引Webには毎年1万程度の文献が収録されるが，そのうち研究論文とされるものは高々700余りである（図1-1）。医学中央雑誌Webでも，看護領域の論文数は急速に増加しているが，研究論文の伸びはきわめてゆっくりである（図1-2）。わが国の看護大学・看護学部数は急増して2009年5月1日現在178（国立42，公立44，私立92）で，14万人を超える学生が在籍している（文部科学省ホームページ，国立看護大学校は含まず）。また，設置されている大学院は，2012年には修士147，博士71となっている（日本看護系大学協議会ホームページより）。これに見合い，看護領域における研究の実施あるいは指導が量・質とも

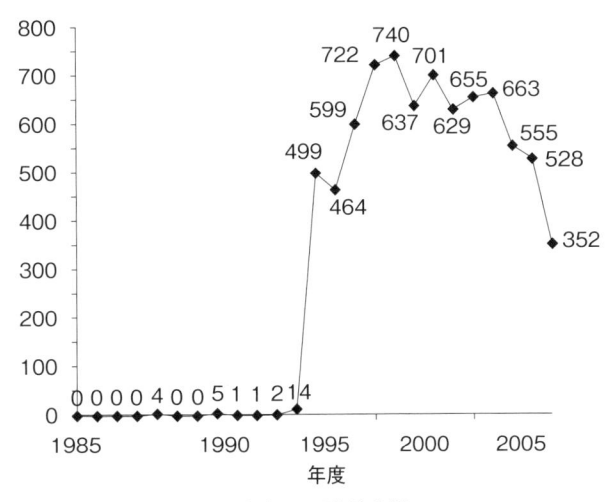

図1-1　看護索引Web収録の原著論文数

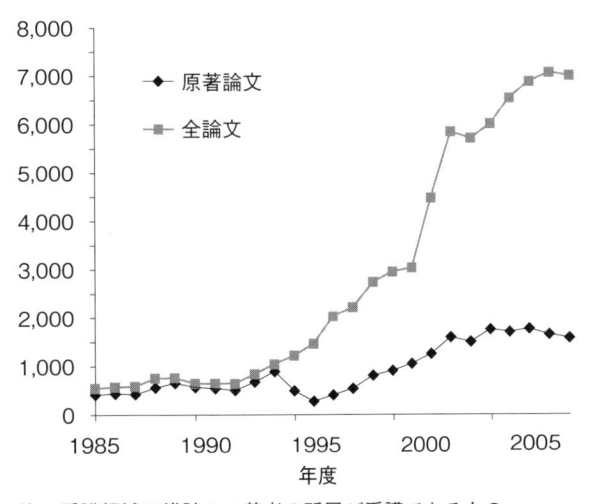

注　看護領域の雑誌かつ著者の所属が看護であるもの
図1-2　医学中央雑誌Web収録文献数（看護領域）

に進み，国内の研究会・学会報告にとどまらず，国際的な研究論文の公表が望まれているといえる。

2 看護研究とは何か

日本看護協会（2007）によれば，「看護とは，広義には人々の生活の中で営まれるケア，すなわち家庭や近隣における乳幼児，傷病者，高齢者や虚弱者への世話等を含むもの」であり，その目的は「あらゆる年代の個人，家族，集団，地域社会を対象とし，対象が本来持つ自然治癒力を発揮しやすい環境を整え，健康の保持増進，疾病の予防，健康の回復，苦痛の緩和を行い，生涯を通して，その人らしく生を全うすることができるよう身体的・精神的・社会的に支援すること」である。また，こうした支援は「日常生活への支援，診療の補助，相談，指導及び調整等の機能を通して達成される」とされる。

振り返ると，古くはディングォール（Dingwall, R. W., 1974）が，看護研究（nursing research）とは看護職が行う看護に関わる研究（research carried out by nurses upon their own occupation）であると述べている。彼は，社会学的分析により，看護研究の強調は看護職が専門家として他の職種から認知されていくための社会的運動（campaign）であり，これは看護独自の知識・理論体系の形成と高等教育の組織的な発展を反映しているとした。また，看護職の指導者らは，医師が行わないような雑多な労働の寄せ集めとしてではなく，職業としての看護を自立させるための行為として看護研究を位置づけていると述べた。この指摘は，現在でも当てはまると思う。教科書的に述べれば，看護研究（nursing research）は，「看護の実践，教育，管理，情報管理など，看護専門職にとって重要な論点についての知識を開発するようにデザインされた系統的な探求」と定義されている（ポリットとベック，2010）。この観点からは，特に臨床的看護研究（clinical nursing research），すなわち看護実践を導き，クライアントの健康や生活の質を改善するような研究の意義が強調されている。

UKCRC Subcommittee for Nurses in Clinical Research (Workforce)（2007）による報告書は，看護職の将来にとって，よく教育されかつ活発に研究活動を行うことの利点は計り知れないとしている。例えば，教育と研究により，臨床実践の根拠（evidence）を理解することができ，ヘルス・リサーチに広く参加することにより優れたヘルス・サービスや患者のケアに貢献ができるからである，とされている。また，臨床実践，教育および研究の領域の複数の組み合わせでキャリアを積んでいけるように，将来の看護職の教育の発展に役立つとされている。このため，この報告書では，研究者としての教育と訓練を進めるのみでなく，看護職が，臨床，研究および教育にまたがって（必ずしも同時ではないが）雇用されることを可能とすべきであると提言している。また，看護職の研究者としての育成を，修士－博士－ポスドクの段

階を経て学術領域（機関）において行うことを主眼としている。

3　看護研究を阻害するもの

　エレンフェルドとエケルラング（Ehrenfeld, M. & Eckerlung, S., 1991）は，看護職における研究活動を「研究論文を読む」，「同僚に研究論文を読むように勧める」，「研究成果を看護実践に応用する」，および「看護研究を企画・実行する」として看護職の理解と態度を調査した。彼らによれば，大学院学位を持たない看護職はこれらの活動を望んではいるが，修士号を有する者よりその程度は低かった。また，自分自身が研究能力を有すると考える者は，より研究に対して前向きであった。ヒックス（Hicks, C., 1996）によれば，研究への障壁（barrier）を，①個人的主観（動機がない，研究に価値を見出すことができない，興味がない，自信がない），②組織および構造の問題（看護職の役割，時間がない，研究手法のトレーニング），③看護研究への医師の反応（否定的態度，研究成果を医師が実行できない），④看護研究への医療専門職の反応（研究成果を医療機関で役立てられない，他の専門職から看護研究への信頼がない，看護職自身の研究への信頼がない），および⑤看護研究の影響（研究遂行への自信，研究遂行能力，看護研究は役に立たない），に分類・整理した。

　マクシェリー（McSherry, R., 1997）は，看護職は研究に基づく実践に賛同はするものの，研究がいかなるものであるかの理解は低いとしている。また，時間がないこと，および自信がないことに加えて，経営側が研究を評価しないこと，同じく支援しないこと，さらに，人材がいないこと，を研究遂行の障害とあげている。時間，サポート，知識，および技能の不足は，例えばロクスブルク（Roxburgh, M., 2006）のように，繰り返し指摘されている。

4　本書の対象と目的

　わが国の看護学研究を今後更に発展させるためには，大学院生への研究実施と論文作成のノウハウの提供が求められている。同時に，若手教員の成長と国際的活躍が期待されている。したがって，今後は，国内の単なる研究報告ではなく，国際学会での報告・英文誌掲載を含めた質の高い研究と論文発表が必要となる。ここでは，看護学および関連領域の研究者に求められる，心理尺度を用いた研究の進め方や著作権法・倫理などについて，最低限修得して欲しい事柄を提供するために本書を企画した。

　本書では，特に看護領域の研究でよく用いられる心理測定（質問紙法）について，テストの理論（信頼性，妥当性，テストの作成），代表的な測定法とその実例，疫学研究のデザイン，データ解析法（統計処理），論文の書き方，学会プレゼンテーションについて取り上げる。

国際的評価に耐えうる質の高い研究と論文発表とは何か，という点では，少なくとも国際的に評価が定まった信頼性・妥当性の高い心理測定法を活用する一方で，研究デザイン，データ解析（統計処理），ならびに書き方自体が国際誌のレベルに達していることが求められている。

　「1　看護研究論文の現状」の執筆にあたっては，順天堂大学図書館の青木仕博士にご協力をいただいた。ここに厚く御礼申し上げたい。

参考文献

Dingwall, W. F. 1974 Some Sociological aspects of 'nursing research'. *The Sociological Review* **22** 45-55

Ehrenfeld, M., Eckerlung, S. 1991 Perceptions and attitudes of Registered nurses to research: A comparison with a previous study. *Journal of Advanced Nursing* **16** 224-232

Hicks, C. 1996 A study of nurses' attitude towards research: A factor analytic approach. *Journal of Advanced Nursing* **23** 373-379

池田清彦 2007 構造主義科学論余話　現代のエスプリ 475 33-42

Johnson, M. 1999 Observations on positivism and pseudoscience in qualitative nursing research. *Journal of Advanced Nursing* **30** 67-73

McSherry, R. 1997 What do registered nurses and midwives feel and know about research? Journal of Advanced Nursing **25** 985-998

日本看護協会 2007 看護にかかわる主要な用語の解説

Polit, D. F., Beck, C. T.（近藤潤子監訳）　2010 看護研究―原理と方法　医学書院

Roxburgh, M. 2005 An exploration of factors which constrain nurses from research participation. *Journal of Clinical Nursing* **15** 535-545

西條剛央 2009 看護研究で迷わないための超入門講座（JJN Special vol. 86），医学書院

UKCRC Subcommittee for Nurses in Clinical Research 2007 Developing the Best Research Professionals, UK Clinical Research Collaboration

第2章 心理測定とは何か

岩佐 一

　心理的事象の多くは物理的な実体があるか否か不明である。したがって，その測定には構成概念と呼ばれるものが仮定され，心理尺度が作られる。本章では，看護研究における論文を読み・理解し，自ら論文を執筆する際に必要となる心理測定の基礎知識，すなわち，統計学の基礎知識，信頼性と妥当性などについて，記す。また，心理尺度を使用するうえでの留意点，既存尺度の改変，心理尺度の開発についても解説する。

2 心理測定とは何か

1 心理的事象の測定

(1) 事象を測定する「ものさし」

尺度とは，特定の事象を測定する「ものさし」のことをいう。例えば，体重は体重計，手を握る強さは握力計といった「ものさし」で測定されることが一般的である。上記は，客観的にとらえることが可能な事象の場合である。では，「不安」や「職務満足感」の度合いといった**心理的事象**はどのようなものさしによって測定されるのだろうか？

(2) 心理的事象の特異性

心理的事象の多くは物理的な実体があるか否か不明である。例えば，心理学で古くから研究対象となってきた「性格」は，日常会話でも頻繁に登場するほど多くの人にとってなじみのあるものであるが，その物理的な実体については不明な部分が多い。しかしながら，性格は，行動を説明したり少し先の将来における行動を予測したりするのに役に立つ。例えば，看護師の「バーンアウト症候群（燃え尽き症候群）」の起こりやすさは，性格によって異なることが明らかにされているし（福島ほか，2004），性格が将来的な循環器疾患の罹患〔マチュース（Matthews, K. A.）ほか，1977〕や長寿〔岩佐（Iwasa, H.）ほか，2008；増井（Masui, Y.）ほか，2006〕を予測することも明らかにされている。このように，実体があるかどうかは不明であるが，その存在を仮定することによって，行動をよく説明できたり将来の行動の予測に役に立ったりするようなモノを**構成概念（hypothetical construct）**と呼ぶ。心理的事象の多くはこの構成概念である。

(3) 心理尺度

心理尺度を用いることによって，心理的事象という構成概念が測定できる。心理尺度は，質問文と段階評定を行うための選択肢によって構成される。ここでは一例として，「特性的自己効力感尺度」（成田ほか，1995）を紹介する。「自己効力感」とは「個人がある状況において必要な行動を効果的に遂行できる可能性の認知」と定義される構成概念である。特性的自己効力感尺度は，23個の質問文と5段階の選択肢で構成されている。研究対象者は23個の質問項目それぞれに対して（例：自分が立てた計画はうまくできる自信がある），5：そう思う，4：まあそう思う，3：どちらともいえない，2：あまりそう思わない，1：そう思わない，からいずれか一つの選択肢を選ぶことにより回答を行う。質問項目ごとに1～5点で得点化し，23項目分を単純加算して**尺度得点**を算出する（値の範囲は23～115点）。この得点が高い者ほど自己効

力感が高い傾向にあることを意味する。このように、心理尺度を使うことによって、心理的事象という構成概念を数値として表現することが可能である。

2 心理測定の基礎知識

ここでは、看護研究における論文を読んで理解し、自ら論文を執筆する際に必要となる心理測定の基礎知識について記す。

(1) 変数

研究対象者によって値が変化するものを**変数**と呼ぶ。例えば、身長や体重、自己効力感などは研究対象者によって異なる値をとるため変数である。上記にあげた量的な値だけではなく、質的な値も変数として扱われる。例えば、性別（男性または女性という二つの値をとる）や人種（白人、黒人、アジア人、ヒスパニックなどの値をとる）もまた変数である。あるいは、同じ個人内でも、時間間隔を設けて複数回の調査を行った場合に、値の変化が観察されることがある。例えば、体重や血圧などを経時的に測定した場合も変数として扱われる。

一方、研究対象者によって値が変化しないものを定数と呼ぶ。例えば、男性のみを対象にした場合に性別は定数となるし、白人のみを対象にした場合に人種は定数となる。

(2) 研究モデル

研究計画を立てる際に重要となるのが、変数間の関係性を想定し記述した**研究モデル**を構築することである。

研究モデルに組み込まれる変数には 2 種類ある。他の変数に影響を及ぼす変数と他の変数から影響を及ぼされる変数である。前者を**説明変数**（または**独立変数**）、後者を**目的変数**（または**従属変数**）と呼ぶ（図2-1）。

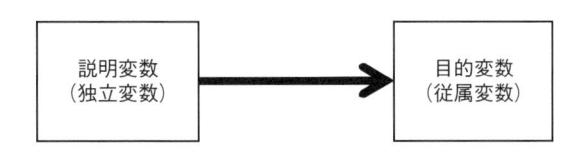

図 2-1 説明変数と目的変数

ひとつの研究モデル内で、目的変数にも説明変数にもなりうる変数を設定することも可能である。図 2-2 の研究モデルでは、「抑うつ」という変数は「ストレス」に対しては目的変数であるが、「心疾患発症」に

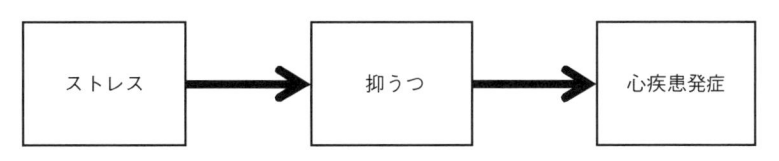

図 2-2 より複雑な研究モデル

対しては説明変数である。このように，さまざまな変数間の関係を表現した，より複雑な研究モデルを構築することもできる。

どの変数が目的変数で，どの変数が説明変数であるかは，あらかじめ決まっているわけではなく，検討したい研究モデルによって異なる。ときには研究モデルによって，目的変数と説明変数の関係が逆転する場合がある。例えば，高齢者の「社会参加状況（地域ボランティア活動や有償・無償労働の実施状況）」と「健康状態」の関連を調べる研究分野では，社会参加状況を説明変数，健康状態を目的変数としている研究もあるし，逆に，健康状態を説明変数，社会参加状況を目的変数としている研究もある（図2-3）。前者は社会参加をすることによって高齢者の健康状態が向上する可能性を検討した研究モデル（A），後者は健康な高齢者ほど社会参加を行う傾向にある可能性を検討した研究モデル（B）である。

（A）社会参加によって健康状態が向上する可能性

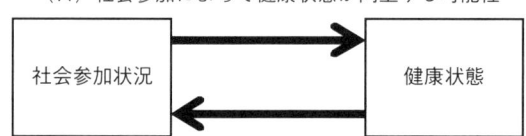

社会参加状況　→　健康状態
　　　　　　　←

（B）健康状態が優れるほど社会参加を行う可能性

図2-3　研究モデルによって説明変数と目的変数が逆転する例

(3) 相関

ある変数 X の値が変化すると別の変数 Y の値も変化するとき，変数間には**相関**があるという。相関の例として，「一日の摂取カロリーが高いほど体重が重い」や，「慢性疾患の数が多いほど生活の質（Qualitiy of life：QOL）が低い」などがあげられる。前者は**正の相関**を，後者は**負の相関**をそれぞれ表している（図2-4）。

変数間の相関の強さを表す指標として**相関係数**がある。相関係数は $-1 \sim +1$ の間の値をとり，-1 は完全な**負の相関**を，0は**無相関**を，$+1$ は完全な**正の相関**を意味する。相関係数から判断される相関の強さの判定は経験的であり，研究分野や変数の性質，研究対象者数などによるため一概にはいえないが，以下の基準を用いることが多い（石井, 2005）。すなわち，$0.0 \sim \pm 0.2$「ほとんど相関なし」，$\pm 0.2 \sim \pm 0.4$「やや相関あり」，$\pm 0.4 \sim \pm 0.7$「中程度の相関あり」，$\pm 0.7 \sim \pm 0.9$「高い相関あり」，$\pm 0.9 \sim \pm 1.0$「非常に高い相関あり」である（表2-1）。

表2-1　相関係数の解釈（石井, 2005）

$0.0 \sim \pm 0.2$	ほとんど相関なし
$\pm 0.2 \sim \pm 0.4$	やや相関あり
$\pm 0.4 \sim \pm 0.7$	中程度の相関あり
$\pm 0.7 \sim \pm 0.9$	高い相関あり
$\pm 0.9 \sim \pm 1.0$	非常に高い相関あり

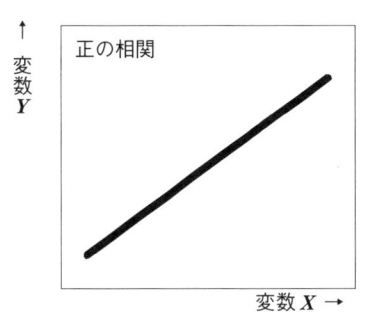

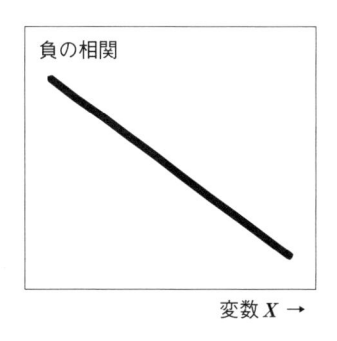

図 2-4　変数間の相関

　相関係数は変数間に直線的関係があることを前提としている。変数間の直線的関係というのは，一方の変数の値が増加すると，他方の変数の値が単調に増加もしくは減少していく関係のことである（図 2-4）。一方，変数間に曲線的関係がある場合には，相関係数を算出することは適切でない。スポーツの試合や試験における「緊張感の程度とパフォーマンス」の関係を想定してほしい。緊張感が高すぎても逆に低すぎても能力が発揮できずにパフォーマンスは低く，中程度の緊張感がある場合にパフォーマンスは最高となることが予想される。すなわち，両者間には逆 U 字型の曲線的関係があると考えられる（図 2-5）。このような場合に両者間の相関係数を求めると 0 に近い値をとってしまう。上記のとおり，相関係数は変数間の直線的関係のみを扱っており，変数間の曲線的関係を適切に反映しない。

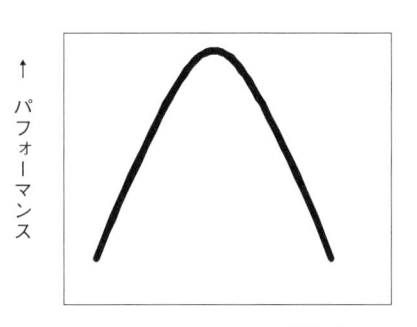

図 2-5　変数間の曲線的関係
（緊張感とパフォーマンスの関係）

　データに少数の外れ値が存在する場合には，相関係数の値がその影響を強く受けてしまう場合がある。図 2-6 の例では，図の右上に他の測定値から大きく逸脱した値（外れ値）が一つだけ存在する。データ全体での相関係数は 0.50（中程度の相関あり）であるが，この外れ値を除外して相関係数を求めると 0.05（ほとんど相関なし）となる。

　変数間の曲線的関係や外れ値の影響について判断するためには，分析に先んじて，変数間の関係性を示す図を描いてみることが必要となる。

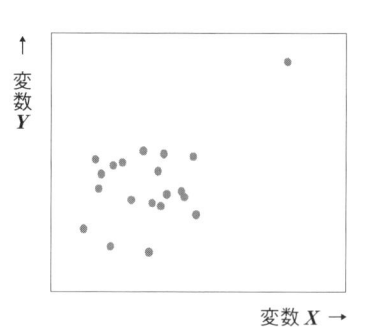

図 2-6 相関係数に及ぼす外れ値の影響

(4) 尺度の水準

測定値がどのような水準の尺度で定義されているかによって，許容される演算の種類が限定され，集計・分析の際に用いる統計解析手法も限定される。心理測定で使用される尺度の水準は，**名義尺度**，**順序尺度**，**間隔尺度**，**比率尺度**の四つである。

1) 名義尺度

名義尺度は，特定の測定値を別の測定値から区別する働きのみを有している。例えば，性別では，男性を 1，女性を 2 というように割り当てたりする場合である。便宜上数値を割り当てているだけであり，数値間には序列がまったくない。よって，女性を 1，男性を 2 というように割り当てることも可能である。また，名義尺度には四則演算を適用してはならないという決まりがある。

2) 順序尺度

順序尺度は，数値間に序列を設けるが，値の等間隔性は保証されていない。例えば，教育歴は，個人により，1：中学卒業，2：高校卒業，3：大学卒業以上のいずれかの値をとる。教育歴の序列は決まっているが，中学卒業と高校卒業の間と，高校卒業と大学卒業以上の間の間隔が等しいとは限らない。また，名義尺度と同様に，順序尺度には四則演算を適用してはならないという決まりがある。

3) 間隔尺度

間隔尺度は，数値が等間隔であることが保証されている尺度である。例えば，温度計は，摂氏 10～20 度の間隔と摂氏 20～30 度の間隔はともに差が 10 度であり，両者の間隔は等しいように設定されている。しかしながら，間隔尺度は絶対的な原点（0）をもたない。温度計の例では，摂氏 0 度は「温度なし」を意味するのではない。また，間隔尺度には加減法のみ演算の適用が許される。例えば，ある日の北海道の気温が摂氏 20 度，沖縄県の気温が摂氏 28 度だったとすると，二つの地域間の気温の差は 8 度あるというような使い方が可能である。しかしながら，間隔尺度には乗除法は適用できないため，例えば，摂氏 30 度は摂氏 15 度よりも 2 倍暖かいというような用い方はできない。

4) 比率尺度

比率尺度は，絶対的な原点（0）をもつ尺度である。例えば，重さは，「重量なし」を意味する絶対的な原点が存在する。値が大きくなるほど重量が大きくなることを意味し，値の等間隔性も保証されている。比率尺度には，加減乗除すべての演算の適用が許されるため，重さ50 kgよりも重さ100 kgのほうが2倍重いというような用い方ができる。

5) 心理尺度は「みなし」間隔尺度

心理尺度で用いられる段階評定は，多くの研究で間隔尺度として扱われている。しかしながら，この段階評定は厳密には順序尺度である。例えば，日常生活で不安を感じる頻度を4段階（4：よくある，3：たまにある，2：あまりない，1：まったくない）で測定した場合，数値が大きいほど不安を感じやすい傾向を表してはいる。しかしながら，「よくある」と「たまにある」の差（4−3＝1）と，「たまにある」と「あまりない」の差（3−2＝1）とはともに1であるが，両者の間隔が等しいかどうかはわからない（図2-7）。

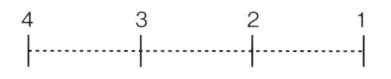

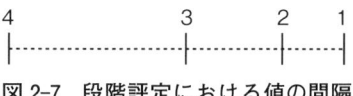

図2-7 段階評定における値の間隔と尺度の水準の関係

このように多くの心理尺度は厳密には値の等間隔性が保証されていない。このため，統計学の専門家の中には，心理尺度などの段階評定は順序尺度として扱うべきだと主張する者もいる。しかしながら，間隔尺度として扱っても順序尺度として扱っても分析結果からいえることはだいたい一致していること，順序尺度として扱うと平均値の計算ができないことになってしまい，適用できる統計解析手法が限定されることなどの理由から，多くの場合，4段階以上の段階評定は間隔尺度として扱われる（石井，2005）。

(5) 度数分布

実験や調査を実施することにより得られたデータにはある程度のばらつきが存在する。どの測定値が当該データにどのくらい含まれるのかといったデータの全体的様相（**分布**と呼ぶ）をとらえることはデータ分析の第一歩として重要な過程である。特定の値を示す測定値の個数をその値の**度数**と呼び，総度数に対する各値の度数の割合を**相対度数**と呼ぶ。各測定値とその度数を対応させた表を**度数分布表**と呼ぶ。表2-2は，四つの果物のうちどれがいちばん好きか回答してもらった調査の結果をまとめたものである（仮想データ）。モモを選んだ人は36人おり，

相対度数は 45.0% であった。

表 2-2 度数分布表（仮想データ）

	モモ	ミカン	リンゴ	ナシ	計
度数（人）	36	22	18	4	80
相対度数（%）	45.0	27.5	22.5	5.0	100.0

(6) 代表値

代表値は，分布の中心的な位置を表す指標である。代表値には，**平均値**，**中央値**，**最頻値**がある。測定に用いられた尺度の水準や実際に観測されたデータの分布などを考慮して適切なものが選択される。

1) 平均値

一般に平均値と呼ばれているものは**算術平均**のことであり，測定値の合計を測定値の個数で割った値である。平均値は間隔尺度，比率尺度に対してのみ適用することができる。

$$平均値 = \frac{測定値の合計}{測定値の個数}$$

2) 中央値

中央値は，測定値を小さい順に（もしくは大きい順に）並べたとき，全体の真ん中にくる測定値の値である。すなわち，データが［1, 2, 4, 6, 7］の場合の中央値は4である。測定値の個数が偶数のときは，中央の二つの測定値の平均値が中央値になる。すなわち，データが［1, 2, 4, 6, 7, 9］の場合の中央値は5である［(4+6)÷2=5］。中央値は比率尺度，間隔尺度のほか，順序尺度に適用することができる。

3) 最頻値

最頻値は最も頻度（度数）が高い測定値のことである。例えば，データが［1, 2, 4, 4, 4, 6, 7, 7］の場合の最頻値は4である。最頻値は比率尺度，間隔尺度，順序尺度のほか，名義尺度にも用いることができる。

4) 三つの代表値の比較

平均値はさまざまな数学的処理を行うことができ，多様な統計手法を用いることができるという大きなメリットをもっている。しかしながら，平均値は少数の外れ値の影響を強く受けてしまう点がデメリットである。一方，中央値や最頻値は外れ値に左右されないというメリットをもつ。平均値が外れ値の影響を受けやすい例を以下に示す。ある会社に所属する社員10人の年収が，［2, 3, 4, 4, 5, 7, 8, 8, 9, 50］（単位は100万円）であったとする。このデータの平均値は10であり，代表値として平均値を用いると，代表値以上の年収の社員は1人し

かいないことになる。ちなみに、最大値50を除いた9人の平均値は5.6である。このような場合には、代表値として中央値（すなわち6）を用いたほうがこの会社の実態をよくとらえていることになる。

(7) 散布度

実験や調査で得られた測定値は、高いものから低いものまで特定の範囲にまたがって分布する。散布度は、測定値の散らばりの程度を表す指標であり、**分散**、**標準偏差**、**四分位偏差**などがある。ヒトを対象として測定を行った場合には、散布度の大きさは個人差の大きさを表す。散布度が小さいことは集団における反応が画一化されており、個人差が小さいことを意味する。また、同一の研究対象者に測定を繰り返し行った場合に散布度が小さいということは、個人の反応が一貫していることを意味する。

1) 分散

分散は、平均値を代表値とする場合に算出する散布度である。分散は次式により算出される。

$$分散 = \frac{(個々の測定値 - 平均値)の2乗の和}{測定値の数}$$

分子にある「(個々の測定値 − 平均値)」は、各測定値が平均からどれくらい離れているかを表すもので、**平均からの偏差**と呼ばれる。よって、分散は個々の測定値における平均からの偏差を利用して、分布の散らばり具合を表現したものである。

上記の算出式は、分散のうち標本分散を算出する場合に用いる。標本分散とは、標本から得られたデータにおける測定値の散らばり具合を示す指標である。対して、母集団の分散を推定する場合には不偏分散を用いる。不偏分散は次式により算出される。

$$不偏分散 = \frac{(個々の測定値 - 平均値)の2乗の和}{測定値の数 - 1}$$

不偏分散は分母に「測定値 − 1」を用いており標本分散よりも分母の値が小さい。そのぶん、算出される値は標本分散よりも大きい値となる。統計解析ソフトの多くは、とくに指定しない限り、分散を算出する際には不偏分散を出力する。

2) 標準偏差

標準偏差は、分散と同様に、平均値を代表値とする場合に算出する散布度である。標準偏差は、分散の平方根をとった値として求められる。すなわち、次式で表される。

$$標準偏差 = \sqrt{分散}$$

散布度の指標としては、一般的に分散よりも標準偏差が用いられることが多い。標準偏差は代表値である平均値と単位が同じだからである。平均値と標準偏差はよく組にして用いられる。研究論文中では、「平均値 ± 標準偏差」、「平均値（標準偏差）」といった形で表記されることが多い。

3）四分位偏差

四分位偏差は、中央値を代表値とする場合に算出する散布度である。一般に Q という記号で表される。測定値を小さい値から大きい値へと順番に並べ、全体を1/4ずつに分ける。そして、値が小さいほうからみた最初の分割点（下位25％の位置の値）を Q_1（第1四分位数）、三番目の分割点（上位25％の位置の値）を Q_3（第3四分位数）とする。(Q_3-Q_1) を2で割った値が四分位偏差である。すなわち、次式で表される。

$$\text{四分位偏差} = \frac{Q_3 - Q_1}{2}$$

標準偏差は少数の外れ値の影響を強く受けるが、四分位偏差はその影響を受けないという性質がある。

4）パーセンタイル

データを小さいものから順に並べたとき、初めから数えて、当該数値が何パーセント目にあたるかをパーセンタイルで表現する。例えば、33パーセンタイルであれば、初めから数えて33％に位置する値を指す。第1四分位数は25パーセンタイルと、中央値は50パーセンタイルと、第3四分位数は75％パーセンタイルと同じである。

(8) 因子分析

因子分析とは、変数間の相関をもとに**共通因子**を見出す統計解析手法である。因子分析を行うことにより、多数の質問項目（変数）を少数のグループにまとめたり、尺度の**因子構造**を明らかにしたりといったことができる。

1）項目間の相関

ここでは一例として、六つの項目（質問項目）（快活な、おしゃべりな、積極的な、やさしい、思いやりのある、控え目な）を使用して性格を測定する調査を行ったとする。研究対象者には個々の項目について、自分に当てはまるかどうかを5段階で評定することを求め、各項目に1〜5点の値を与え得点化した。表2-3は、項目間の相関係数を算出しまとめたものである（仮想データ）。項目1（快活な）と項目2（おしゃべりな）の相関係数は0.69、項目5（思いやりのある）と項目6（控え目な）の相関係数は0.56であり、いずれも中程度の相関が認められるというように、項目1、2、3にはそれぞれ相関があり、項目4、

5，6にもそれぞれ相関がある。一方，項目1，2，3と，項目4，5，6の項目間は相関係数が小さい（例えば，項目1「快活な」と項目4「やさしい」の相関係数は0.08）。

表2-3 項目間の相関係数行列（仮想データ）

		項目1	項目2	項目3	項目4	項目5	項目6
項目1	快活な	1					
項目2	おしゃべりな	0.69	1				
項目3	積極的な	0.70	0.67	1			
項目4	やさしい	0.08	0.15	0.15	1		
項目5	思いやりのある	0.09	0.10	0.19	0.50	1	
項目6	控え目な	-0.11	0.01	0.15	0.44	0.56	1

上記より，項目間の相関に基づくと，項目1，2，3は一つのグループを，項目4，5，6はそれとは別のグループを形成することが考えられる。因子分析は，こうした変数のグループを見出す統計解析手法である。

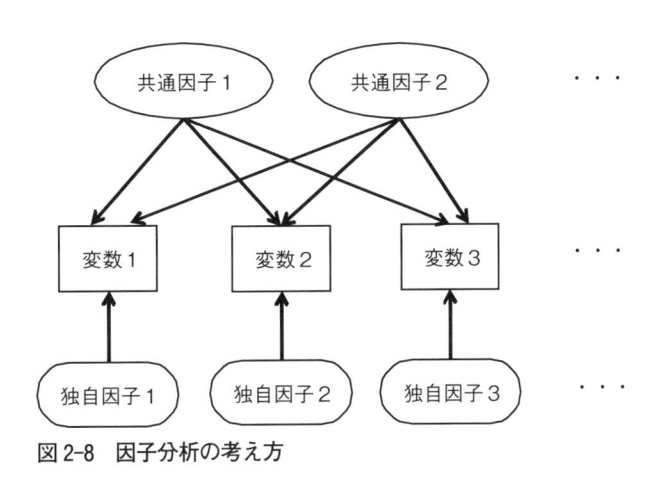

図2-8 因子分析の考え方

2）因子分析の基本的な考え方

因子分析では，各変数は**共通因子**と**独自因子**の和によって構成されると考える（図2-8）。すなわち，次式で表される。

$$変数 = 共通因子 + 独自因子$$

各変数と共通因子の間の関係の強さと向き（正か負か）は，**因子負荷**（**因子パターン**ともいう）によって表される。因子負荷は－1～＋1の間の値をとり[注]，絶対値が大きいほど変数と因子の関係が強いことを意味する。独自因子というのは，共通因子（以下，**因子**）によって

注）直交回転（バリマックス回転など）の場合，因子負荷は－1～＋1の範囲をとるが，斜交回転（プロマックス回転など）の場合，因子負荷は，理論上±1を超えることがある。

は表せない，その変数独自の成分である。

3）因子負荷，共通性，因子寄与

表2-3の相関係数行列の算出に使用したデータを利用して因子分析を行った（仮想データ，表2-4）。

表2-4 因子分析結果（仮想データ）

		因子1 「社交的傾向」	因子2 「他者との調和傾向」	共通性
項目1	快活な	0.88	−0.03	0.77
項目2	おしゃべりな	0.80	0.07	0.64
項目3	積極的な	0.81	0.18	0.69
項目4	やさしい	0.11	0.62	0.40
項目5	思いやりのある	0.10	0.77	0.60
項目6	控え目な	−0.08	0.75	0.57
因子寄与		2.08	1.57	

（重みづけのない最小2乗法，2因子を抽出，バリマックス回転）

項目名の右側にある数値が因子負荷である。例えば，項目1（快活な）における，因子1の因子負荷は0.88，因子2の因子負荷は−0.03である。

表2-4の右側にある**共通性**という数値は，変数の分散が因子によって何割説明されるかを示す指標である。例えば，項目1（快活な）における共通性は0.77であり，因子1と因子2によって77％が説明されることを示している〔逆をいうと，二つの因子では説明されない部分（独自因子）が23％ある〕。

表のいちばん下にある**因子寄与**とは，変数の分散の合計のうち，因子によって説明される大きさを示す指標である。因子分析では，計算の過程において各変数の分散は1にしてあるので，変数の分散の合計は変数の数に等しくなる。すなわち，因子1は6項目のうち2項目程度の分散を，因子2は6項目のうち1.5項目程度の分散を説明できることを意味する。因子寄与の値を項目数で割ると，**因子寄与率**が算出できる。因子1では2.08÷6≒0.347，因子2では1.57÷6≒0.262であり，それぞれ変数の分散全体の約34.7％，約26.2％を説明していることになる。

4）因子の命名

因子分析の結果見出された因子は，どのような意味をもつかあらかじめ決まっているわけではない。変数との関係から因子の意味を研究者が主体的に解釈し，**因子の命名**を行う必要がある。因子負荷は，各因子が変数へ影響を及ぼす程度を表す指標である。因子負荷の絶対値が大きい場合，変数は当該因子に「所属する」という。因子負荷の基準ははっきりとは決まっていないが，おおよそ絶対値0.4程度を基準として，それを上回った場合，その変数は当該因子に「所属する」と解釈すること

が多いようである。表2-4の例では，第1因子は項目1〜3において因子負荷が高い。このことから，第1因子は，対人関係において社交的に振る舞う傾向を表す因子であると考えられ，「社交的傾向」因子と命名できる。第2因子は項目4〜6において因子負荷が高い。このことから，第2因子は，対人関係においてでしゃばらず他者を気づかうというような行動傾向を表す因子であると考えられ，「他者との調和傾向」因子と命名できる。

このように，因子分析は分析結果をある程度恣意的に解釈する余地のあるユニークな統計手法である。因子分析は，心理尺度の開発や心理的事象の因子構造の解明といった用途で使用される。

(9) 統計的検定　　特定の条件間で（例えば，患者群と健常者群の間で），平均値や割合を比較したい場合に利用されるのが**統計的検定**である。測定値が間隔尺度あるいは比率尺度に基づく場合には**t検定**などのパラメトリック検定を，名義尺度あるいは順序尺度に基づく場合には**χ^2検定**などのノンパラメトリック検定を利用する（ノンパラメトリック検定については第5章に記した）。

1) t検定

表2-5は，患者と健常者計20人を対象として，精神的健康の測定を行った結果をまとめたものである（間隔尺度，測定値の範囲は10〜50点）（仮想データ）。尺度得点の平均値は，患者群26.2点に対して，健常者群37.6点であり，両群間には差があるように見受けられる。この差が偶然によるものではなく，統計的に意味のある差かどうかを明らかにしたい場合には，t検定という統計解析手法を用いる。実際にt検定を行ったところ，両群間の差は有意であり，患者群のほうが健常群よりも精神的健康が低いことが明らかとなった。

表2-5　患者と健常者における精神的健康の比較（仮想データ）

患者群		健常者群	
患者 1	28	健常者 1	39
患者 2	19	健常者 2	47
患者 3	18	健常者 3	32
患者 4	20	健常者 4	33
患者 5	34	健常者 5	41
患者 6	38	健常者 6	39
患者 7	21	健常者 7	29
患者 8	37	健常者 8	25
患者 9	22	健常者 9	48
患者 10	25	健常者 10	43
平均値	26.2	平均値	37.6
標準偏差	7.2	標準偏差	7.3

2) χ^2 検定

表2-6は，高齢者と若年者200人を対象として関節痛の有無について調査を行った結果をまとめたものである（仮想データ）。関節痛があると答えた人数は，高齢者群65人（65％）に対して若年群50人（50％）であり，高齢者のほうが間接痛ありと回答した人の割合が高いように見受けられる。この差が偶然によるものではなく，統計的に意味のある差かどうかを明らかにしたい場合には，χ^2検定という統計解析手法を用いる。実際にχ^2検定を行ったところ，両群間の差は有意であり，高齢者群のほうが若年群よりも関節痛ありと回答した人の割合が高いことが明らかとなった。

表2-6 高齢者と若年者における関節痛の有無の比較（仮想データ）

	高齢者群	若年群
関節痛あり	65(65％)	50(50％)
関節痛なし	35(35％)	50(50％)

(10) 信頼性と妥当性

測定用具として尺度を考える際，測定された値が一定の正確さをもっているかどうかを評価する必要がある。すなわち，測定するたびに測定値が変わってしまうような不安定なものさしや，測定したい構成概念を正しく測定しえないようなものさしでは，測定用具として不適格である。**信頼性**，**妥当性**とは，こうした「ものさしの正確さ」を反映する性質のことである。信頼性というのは，尺度によって測定された値が研究対象者において一貫している程度を表す。妥当性というのは，尺度が測定したい構成概念を的確に測定しているかどうか，その程度を表す。

心理測定においては，使用する尺度が信頼性と妥当性を備えた尺度であるのか先行研究をよく読み事前によく確認する必要がある。ここでは，尺度の信頼性・妥当性の考え方，その具体的な検討の方法について記す。

1) 尺度の信頼性

測定値には，本来測定されるべき**真値**と偶然や人為的ミスによって発生する**誤差**が含まれていると考えられる。すなわち，次式で表される。

$$測定値＝真値＋誤差$$

誤差は真値とは無関係に生起するので，誤差と真値には相関はないと考えられる。また，測定値・真値ともに，値の高い人から低い人までさまざまに分布するので，得点分布の散らばり具合を分散で表現できる。以上より，測定値の分散は真値の分散と誤差の分散の和で表現できる。すなわち，次式で表される。

$$測定値の分散＝真値の分散＋誤差の分散$$

　測定値の分散に占める真値の分散の割合を信頼性といい，信頼性の程度を表す係数を**信頼性係数**と呼ぶ。測定値の分散に占める真値の分散の割合が大きいほど信頼性は高い。すなわち，測定値の分散の多くを真値の分散によって説明できるほど信頼性は高いということになる。ただし，真値の分散や誤差の分散は実際の測定値からは知りえないため，信頼性係数を直接計算することはできない。そのため，信頼性係数を推定する方法がいくつか用いられている。

a. 再検査法

　再検査法は，同一の測定を時間間隔をおいて2回行い，測定値間の相関係数をもって信頼性係数の推定値とする方法である。つまり，真値が2回の測定間で一貫していれば，測定値もまた類似した値をとる（すなわち相関係数が高い）という考え方に基づいている。再検査法では，通常2週間から1カ月くらいの間隔を開けて測定を繰り返すのが望ましいとされている（石井，2005）。同一の測定を行うのであるから，間隔が短すぎるとどの回答をしたか記憶が残っている可能性があるし，間隔が長すぎても長い時間の経過に伴って真値が変化することが考えられるため，正確な推定を行うことができないからである。また，研究対象者がおかれている状況に左右されやすい構成概念を測定する場合には，再検査法は適用しにくい。例えば，特定の疾患に関連したQOL尺度を作成し信頼性を検討するとする。QOLは患者の病状によって大きく変化することが考えられるので，特に病状が安定していない患者を対象とした場合には再検査法は不向きである。

b. 折半法

　折半法と次に述べる**内的整合性**による方法は，1回の測定によって尺度の信頼性を評価する方法である。折半法では，心理尺度を構成する項目を内容・得点分布などに基づいて特性の等しい二つのグループに分割する。それぞれについて合計得点を算出し，両者の相関係数を求め，信頼性係数の推定値とする。

c. 内的整合性による方法

　心理尺度は，複数の項目によって特定の構成概念を測定する。それらの項目得点は同一の構成概念を測定しているのであるから，各研究対象者において一貫した回答傾向を示すことが考えられる。このような傾向を内的整合性と呼ぶ。この方法では，尺度を構成する個々の項目得点が，再検査法における繰り返し測定の代用とみなされている。繰り返し測定による値の一貫性は，尺度の内的整合性に置き換えられており，高い信頼性係数を得るためには項目得点間の相関係数が高いこと（すなわち内的整合性が高いこと）が必要である。この方法では，内的整合性に着目してα**係数**（**クロンバックの**α**係数**）と呼ばれる信頼性係数を算出する。α係数は，次式で算出される。

$$\alpha 係数 = \frac{項目数}{項目数-1} \times \left(1 - \frac{項目得点の分散の和}{合計得点の分散}\right)$$

α 係数の値の範囲は 0 ～ 1 であり，値が 1 に近いほど信頼性が高いことを意味する。

2）尺度の妥当性

心理測定は構成概念を測定の対象としている。それゆえ，測定したい構成概念を尺度が的確にとらえているか，すなわち尺度の妥当性が特に重要である。心理尺度を作成する際に重要となる妥当性は，**内容的妥当性，基準関連妥当性，構成概念妥当性**である。

a. 内容的妥当性

内容的妥当性は，測定したい構成概念を包括的にとらえるために，心理尺度に含まれる質問項目が漏れなく偏りなく選択されているかについて，数名の専門家の意見に基づいて判断することにより明らかにされる。例えば，2名の専門家が質問項目を注意深く読み，測定したい構成概念と個々の質問項目の関連の程度について質問項目ごとに数値化し，専門家の判断間の一致率や相関係数を求めて内容的妥当性を判断する方法がある（村上，2006）。

b. 基準関連妥当性

基準関連妥当性は，測定したい構成概念に関係の深い外的基準と尺度による測定値との関連によって評価される。

外的基準が尺度による測定と同時に得られた場合の妥当性を，**併存的妥当性**と呼ぶ。例えば，抑うつ尺度を新たに開発する場合には，外的基準となる精神科医による抑うつの確定診断との関連を調べ，尺度の併存的妥当性を評価する。また，既存の抑うつ尺度がある場合には，これを外的基準として新しい尺度の合計得点との相関関係について調べ，併存的妥当性を評価する。

外的基準が尺度による測定よりも将来の時点で得られた場合の妥当性を，**予測的妥当性**と呼ぶ。例えば，抑うつ尺度を新たに作成する場合，抑うつに罹患していない者にこの尺度を実施し，数年後に抑うつに罹患したか否かを外的基準として，両者の関連を調べる。尺度得点が高い者ほど数年後に抑うつを罹患しやすいことが判明した場合，その尺度は予測的妥当性が高いと判断できる。同様に，入社後の業績を適切に予測できる入社試験は，予測的妥当性が高いといえる。

c. 構成概念妥当性

構成概念妥当性は，理論化された構成概念と尺度による測定値がどのくらい一致しているかについて，さまざまな統計解析手法により多側面から明らかにされる。主要なものとして，**収束的妥当性，弁別的妥当性，因子的妥当性**がある。

同じ構成概念を測定する尺度どうしは高い相関関係にあることが考えられる。同じ構成概念を測定していると理論的に考えられる尺度との間

に高い相関が認められるとき，当該尺度は収束的妥当性が高いと判断される。

ひとつの構成概念は別の構成概念とは明確に区別される必要がある。異なる構成概念を測定していると理論的に考えられる尺度との間に相関が認められないとき，当該尺度は弁別的妥当性が高いと判断される。

因子分析を行い，尺度のもつ因子構造を確認することによって推測される妥当性を因子的妥当性と呼ぶ。当該尺度における因子構造が，事前に想定された構成概念の通りであるかを確認することにより，妥当性の程度が判断される。

3） 信頼性と妥当性の関係

図2-9は，尺度の信頼性と妥当性の関係について図示したものである。マトの中心（測定したい構成概念）をねらって矢を放つ（尺度による測定を行う）場面に例えている。図の右上の「信頼性，妥当性ともに高い」尺度が理想的な尺度であり，常に測定したい構成概念を安定して的確に測定することができる。信頼性は，妥当性の必要条件である。妥当性が高い測定をするためには，各研究対象者において測定値が一貫している（すなわち，信頼性が高い）必要があるからである。よって，「信頼性は低いが妥当性は高い」（図の左上）というような性質をもつ尺度は存在しない。逆に，「信頼性は高いが妥当性は低い」というような尺度」（図の右下）は存在しうる。例えば，日本人の中学生に，質問文が全文英語による数学のテストを実施したとする。信頼性が高いことが明らかにされているテストだったとしても，英語能力が十分でない者に実施した場合には，数学の能力ではなく，英語の能力を測定している可能性があり，数学のテストとしては妥当性の低いものになってしまうであろう。

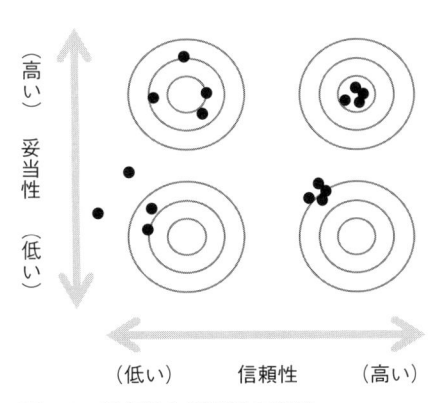

図2-9 信頼性と妥当性の関係

3 心理尺度を使用するうえでの留意点

(1) 複数項目尺度の意義

心理尺度は複数の項目から構成されることが多い。項目数は通常10項目以上必要であるといわれる（村上, 2006）。例えば, 不安尺度：State-Trait Anxiety Inventory（STAI）（清水ほか, 1981）は20項目, 抑うつ尺度：The Center for Epidemiologic Studies Depression Scale（CES-D）（島ほか, 1985）は20項目, 性格尺度：ネオ性格検査（下仲ほか, 1999）に至っては240項目である。心理尺度には, なぜ複数の項目が必要になるのであろうか。理由は二つある（鎌原ほか, 1998；村上, 2006）。

一つ目の理由は, 回答のしやすさに関する事柄である。構成概念（例：不安傾向）は抽象的でわかりにくいものが多く, 研究対象者によってとらえ方が異なる可能性がある。そこで, できるだけ具体的な状況を設定した質問を複数作成して構成概念を測定しやすくする必要がある。例えば, 不安傾向を測定する尺度で, もし項目が一つしかなかった場合には（例：不安を感じやすいですか）, 研究対象者によって不安の解釈が異なっていたり, 状況によって不安の感じ方が異なると考える者がいたりすることが予想される。それゆえ, 項目を複数用意してより具体的な質問を行い（例：試験のとき心臓がどきどきしますか, テスト中失敗したらどうしようと考えますか）, それらの回答の総和をもって不安傾向という構成概念を測定する方式のほうが多くの研究対象者にとって回答しやすいと考えられる。

二つ目の理由は, 結果の安定性に関する事柄である。質問項目が一つしかない場合, 研究対象者のそのときの気分などによって結果が左右されやすくなり, その変動が測定結果に直接反映される。そのため, 複数の質問項目を用いて構成概念を測定したほうが, 安定した結果を導くことができる。すなわち, より**信頼性**の高い尺度となりうる。

項目数を多くすることは, 研究者側にとってみれば上記の利点があるが, 研究対象者にとってみれば, 回答に時間がかかるし労力もかかるといったように負担が大きくなる。最悪の場合, 回答漏れが増えたり, 調査の中途拒否が発生したりし, 有効回答率が著しく低くなってしまう可能性がある。それゆえ, しばしば尺度の短縮版が開発され研究に用いられることがある。これは, 因子分析などの統計解析手法を用いて, 項目数を原版よりも減少させたものである。例えば, ネオ性格検査（下仲ほか, 1999）は, 原版（NEO-PI-R）240項目に対して, 短縮版（NEO-FFI）は60項目となっている。

(2) 既存の尺度の改変

先行研究においてすでに発表されている尺度は, 勝手に改造して研究に用いてはならない。すなわち, 質問項目の文言を修正したり, 選択肢の数を変更したり, 項目の実施順序を入れ替えたり, 任意の項目のみ取り出して使用したり, といった操作を加えた場合には, 原版とは別の性質をもつ尺度になってしまうからである。こうした操作を加える際には, 原版作製者の許諾を得ることはもちろんのこと, あらためて, 信頼

性・妥当性の検討や，**尺度の標準化**（後述）の作業を行い，短縮版あるいは改訂版の尺度として発表することが求められる。

(3) 心理尺度の開発

研究を行う多くの場合，研究計画に基づき，各変数を測定するための尺度を先行研究から選出していく。その際，使用する尺度がどのような手続きを経て開発されたのかその過程について熟知することは，当該尺度の性質を理解し，質の高い測定を行うために有益である。また，測定したい構成概念に合致する尺度が開発されていないときには，独自に尺度を開発せざるを得ない場合がある。ここでは，心理尺度を開発する際に一般的に行われる一連の手続きについて記す。

1) 構成概念の明確化

心理的事象の多くは構成概念であるので，客観的な事象と比較すると，個々人によって受け止められ方が異なる可能性が高い。それゆえ，尺度を作成するにあたって，尺度を使用する者や研究対象者が内容を正確に理解できるように，測定したい構成概念の内容を明確に定義する必要がある。

2) 項目候補の収集

測定したい構成概念の定義に沿って項目候補を収集する。測定したい構成概念を漏れなく測定するように多様な項目を収集するよう努める。この段階では選別は行わずに，できるだけたくさんの項目を集めることが肝要である。とりこぼしなく項目をそろえることにより，内容的妥当性の保証につながるからである（堤，2009a）。収集方法は，多くの関連文献（類似の構成概念や関連尺度を検討している研究論文や資料など）にあたるだけでなく，共同研究者とともにブレーン・ストーミングを行うなどの過程を経ることによって，より具体的なアイデアが得られる。

3) ワーディング

項目候補が一通り集まったら，項目内容の検討を行う。重複している内容は一つの項目にまとめる。質問項目の文言には，明快で簡潔な表現を用い，研究対象者にとって誤解のないわかりやすい表現にすることが重要である（これを**ワーディング**と呼ぶ）。ワーディングについては，多くの書籍で解説がなされているので，他書に譲る（安藤ほか，2009；古谷野ほか，1992）。質問項目の文言が適切かどうかについては，共同研究者に相談したり構成概念の専門家との合議を行ったりすることが有効である。また，研究対象者と性質が似た集団による事前チェックを行うことも重要である。例えば，児童用の尺度を開発する場合には，実際に児童を対象として予備調査を行い，児童が質問内容を誤解なく適切に理解できる文言となっているか事前に確認する必要がある。

4) 不適切項目の削除

研究対象者と類似した集団を対象として予備調査を行い，測定値の統計的特性をふまえて項目の選択を行う。主に以下の手続きが用いられる。

a. 項目の得点分布から判断する

得点分布に偏りが多くある項目は削除したほうが無難である。例えば5段階評定の項目において，9割の研究対象者が5：非常によくあてはまる，あるいは1：まったく当てはまらない，に回答していた場合，この項目は個人差を識別できない項目であるため削除の対象となる。また同様に，3：どちらでもない，に反応が集中する場合や，欠損値が多い場合（回答漏れや回答拒否による）は，質問の意味がわかりにくい項目である可能性，質問内容が不適切である可能性（研究対象者に不快な感情を喚起させる質問内容やプライバシーに踏み込む質問内容など）があるため削除の対象となる。

b. G-P 分析（Good-Poor 分析）

G-P 分析とは，各項目が，尺度全体が測定している構成概念と同じものを測定しているか確認することにより，不適切項目を識別する方法である。まず，すべての項目候補の合計得点を算出し，平均値や中央値などを基準として，研究対象者を高得点群，低得点群に分割する。この両群間で単一項目得点の平均値を t 検定などによって比較する。高得点群と低得点群間における差が認められた項目が，合計得点に寄与する項目である。両群間で差が認められなかった項目は，尺度全体の測定内容とは別のものを測定していると考えられるので，削除の対象となる。

c. 項目－全体相関分析（I-T 相関分析）

項目－全体相関分析は，上記の G-P 分析と類似の方法である。各単一項目得点（Item）と全項目の合計得点（Total）の相関係数を求める。合計得点との間に相関が認められなかった項目は，尺度全体の測定内容とは別のものを測定していると考えられるので，削除の対象となる。

d. 因子分析

因子分析を行い，因子負荷（0.4 未満とする場合が多い）の低い項目を削除の対象とする。この方法では，信頼性の高い尺度が構成できる（村上，2006）。

e. 外的基準を用いた方法

外的基準に照らして不適切項目を削除する方法である。尺度得点が高くなると考えられる集団が設定できる場合，その集団を「基準群」として，「一般群」との間で平均値に差が認められるかを検討する方法である。両群間に差が認められなければ，その項目には弁別力がないと判断され削除の対象となる。例えば，抑うつ傾向を測定する尺度を新たに開発する場合，抑うつ患者（基準群）と健常者（一般群）を対象として調査を実施し，両群間で平均値に差が認められなかった項目を削除の対象とする。この方法では，妥当性の高い尺度を作ることができるが，基準

群の設定は容易ではない（村上，2006）。

5）信頼性と妥当性の検討

上記の手続きを経て尺度項目が決定されたら，代表性を備えた標本を用いて尺度の信頼性ならびに妥当性について検討する。心理測定は構成概念を測定する特性上，妥当性の検討がとくに重要である（前節「⑽信頼性と妥当性」参照）。

6）尺度の標準化ならびにマニュアルの作成

尺度開発の最終過程では，尺度の標準化ならびにマニュアルの作成を行う。ここでいう尺度の標準化というのは，研究対象者集団において回答の分布や**要約統計量**などを明らかにするという意味である。要約統計量としてよく用いられるのは，研究対象者数，平均値，標準偏差，最高点，最低点，中央値，四分位偏差，最頻値などである（堤，2009b）。年齢や性別などの基本属性によって尺度得点に差が出やすい尺度の場合には，それら基本属性ごとに要約統計量がまとめられていることが望ましい。例えば，5歳刻みでの尺度得点の比較や，性別での得点の比較は，利用者にとって有益である。尺度の目的や適用される対象，採点方法，得点化の方法，欠損値の処理の方法，要約統計量，尺度の特性（信頼性・妥当性など）を明示したマニュアルを作成して尺度開発は完了となる。

引用文献

安藤清志, 村田光二, 沼崎　誠　2009　新版社会心理学研究入門　東京大学出版会

福島裕人, 名嘉幸一, 石津　宏, 與古田孝夫, 髙倉　実　2004　看護者のバーンアウトと5因子性格特性との関連．パーソナリティ研究，**12**, 106-115

石井秀宗　2005　統計分析のここが知りたい〜保健・看護・心理・教育系研究のまとめ方．文光堂

Iwasa, H., Masui, Y., Gondo, Y., Inagaki, H., Kawaai, C., Suzuki, T. 2008 Personality and all-cause mortality among older adults dwelling in a Japanese community: a five-year population-based prospective cohort study. *Am J Geriatr Psychiatry*, **16**, 399-405

鎌原雅彦, 宮下一博, 大野木裕明, 中澤　潤　1998　心理学マニュアル　質問紙法．北大路書房

古谷野亘, 長田久雄　1992　実証研究の手引き．ワールドプランニング

Masui, Y., Gondo, Y., Inagaki, H., Hirose, N. 2006 Do personality characteristics predict longevity? *Age*, **28**, 353-361

Matthews, K. A., Glass, D. C., Rosenman, R. H., Bortner, R. W. 1977 Competitive drive, pattern A, and coronary heart disease: a further analysis of some data from the Western Collaborative Group Study. *J Chronic Dis*, **30**, 489-498

村上宣寛　2006　心理尺度のつくり方．北大路書房

成田健一, 下仲順子, 中里克治, 河合千恵子, 佐藤眞一, 長田由紀子　1995　特性的自己効力感尺度の検討．教育心理学研究，**43**, 306-314

島　悟, 鹿野達男, 北村俊則, 浅井昌弘　1985　新しい抑うつ性自己評価尺度について．精神医学，**27**, 717-723

清水秀美, 今栄国晴　1981　STATE-TRAIT ANXIETY INVENTORY の日本語

版（大学生用）の作成．教育心理学研究, **29**, 62-67
下仲順子, 中里克治, 権藤恭之, 高山　緑　1999　日本版 NEO-PI-R, NEO-FFI 使用マニュアル．東京心理
堤　明純　2009a　心理社会的要因の測定　尺度の開発　手順と項目分析［解説］．日本公衆衛生雑誌, **56**, 422-425
堤　明純　2009b　心理社会的要因の測定　尺度の開発　尺度の編集と標準化［解説］．日本公衆衛生雑誌, **56**, 485-488

第3章 代表的な心理測定法

渡邊一久

　国際的評価に耐えうる質の高い研究と論文発表のためには，国際的に信頼性・妥当性の評価が明らかとなっている心理測定法の使用が推奨される。本章では，国際的に評価が高く，日本語訳され，市販されている質問紙法検査を主として紹介する。さらに，看護研究で「著作物」である「心理測定尺度や検査」を利用することを前提に，必要と思われる著作権法事項について解説する。

3 代表的な心理測定法

　看護研究対象者の心理的な問題・症状,社会への不適応や問題行動がどういった原因で起こり,どのような過程を経て起こるのかを調査する。その対象者の問題・症状・悩みに適した理論や心理療法を選択して心理援助を行う必要があり,そのために心理測定や診断的面接を実施する。

　それらの仮説検証,課題設定内容の検証で心理測定尺度や検査を使用することになる。その際,何を使用するか。本章では,看護領域の研究でよく用いられる心理測定尺度(質問紙法検査)について紹介する。

　他の章で,信頼性・妥当性の検証に関する視点,代表的な測定法とその実例,疫学研究のデザイン,データ解析法(統計処理),論文の書き方,学会プレゼンテーション,などが取り上げられる。

　本書の第1章でも書かれているように,国際的評価に耐えうる質の高い研究と論文発表とは何か,という視点から少なくとも国際的に評価が定まった信頼性・妥当性の高い心理測定法を活用することを推奨する。それに伴い,国際的に評価が高く,日本語に翻訳され,市販されている(購入しやすい)質問紙法検査を主として紹介する。さらに厳選して,診療報酬点数がつく心理測定尺度・検査とした。

　「確立した心理社会行動的評価手法として看護研究に使われるものの例」として影山(2003)は心理検査を例示している。それを参考に上記の趣旨に沿って,また,マドックス(Maddox, T., 2008)の項目を参考に主な心理測定尺度・検査を紹介する。

　また,国際的に評価の高い検査を研究し,翻訳を検討するためにはイムパラとプレーク(Impara, J. C. & Plake, B. S., 1998)が参考となる。

1　主な心理測定尺度・検査

　各検査の紹介内容は,各出版社のホームページ・手引や解説書の表現や用語を基本的に使用し,検査ごとに下記の順番で示した。

1) 著者名
2) 日本語版訳・構成者名(監修者名,著者名)
3) 日本語版の発行元・出版年
4) 適用年齢
5) 測定目的:信頼性・妥当性について手引や解説書に記載があるかどうか
6) 心理測定尺度・検査の実施に関する所用時間

(1)-1 日本語版 POMS（Profile of Mood States）気分プロフィール検査

7） 商品構成

1） マクネア（McNair, D. M.）ローア（Lorr, M.）

表3-1 主な心理測定尺度・検査名

(1)-1	日本語版 POMS（Profile of Mood States）気分プロフィール検査
(1)-2	日本語版 POMS 短縮版（Profile of Mood States Brief-Form）アメリカ心理学会（APA）などが定めた，テスト・スタンダードによる購入資格レベル A・B・C
(2)	GHQ 精神健康調査 The General Health Questionnaire
(3)	CMI 健康調査票（Cornell Medical Index-Health Questionnaire）
(4)	SDS 自己評価式抑うつ性尺度（Self-rating Depression Scale）
(5)	NIMH 原版準拠／うつ病（抑うつ状態）自己評価尺度（the Center for Epidemiologic Studies Depression Scale：CES-D Scale, National Institute of Mental Health：NIMH）
(6)	ハミルトンうつ病評価尺度（Hamilton's Rating Scale for Depression：HAM-D）
(7)	日本版 MMPI　顕在性不安検査 MAS（Manifest Anxiety Scale）
(8)	CAS 不安診断検査（Cattle Anxiety Scale）
(9)	ミネソタ多面的人格目録 MMPI（Minnesota Multiphasic Personality inventory）
(10)	日本版 STAI　状態・特性不安検査（State-Trait Anxiety Inventory）
(11)	新版 STAI-JYZ（State-Trait Anxiety Inventory-Form JYZ）
(12)	WHO Quality of Life 26

2） 横山和仁・荒記俊一

3） 金子書房，1994 年

4） 15 歳以上

5） ①対象者が置かれた条件により変化する一時的な気分，感情の状態を測定することができる。
　②過去1週間の気分の状態（6種類）について測定する。
　③質問項目は65問（採点にかかわらない7項目含む）で構成されている。緊張・抑うつ・怒り・活気・疲労・混乱の6つの尺度から，気分や感情の状態を測定する。過去1週間について「まったくなかった」から「非常に多くあった」の5段階で回答する。
　④『手引』「Ⅲ．日本語版 POMS の成り立ちと利用法，Ⅳ．採点方法および正常値」，に信頼性係数や因子分析について説明がある。

6） 概ね，回答は10分程度，採点は5分程度で終了できる。

7） 『手引』
日本語版 POMS 用紙，マーク式用紙（コンピュータ採点用）
コンピュータ採点が用意されている。
『診断・指導に活かす POMS 事例集』

(1)-2 日本語版POMS短縮版（Profile of Mood States Brief-Form）

1) ローア，マクネア，ホイケルト（Heuchert, J. W. P.），ドロップルマン（Droppleman, L. F.）
2) 横山和仁
3) 金子書房，2005年
4) 15歳以上
5) ①日本語版POMSの質問項目65問を30問（6尺度，各5問ずつ）に削減し，対象者への負担感を軽減した。測定内容・対象・方法などは日本語版POMSと同じである。
②対象者が置かれた条件により変化する一時的な気分，感情の状態を測定することができる。
③過去1週間の気分の状態について測定する。
④6種類の気分尺度を同時に測定することができる。
⑤『POMS短縮版手引と事例解説』「Ⅰ POMS短縮版を活用するために」，で信頼性係数ほかについて説明がある。
6) 概ね，回答は5分程度，採点も5分程度で終了できる。
7) 『POMS短縮版手引と事例解説』
日本語版POMS短縮版用紙

1) アメリカ心理学会（APA）などが定めた，テスト・スタンダードによる購入資格レベルA・B・C

POMSは，アメリカ心理学会（American Psychological Association：APA）など3団体が協力して作成した「テスト・スタンダード」の適用で，購入資格レベルBである。このレベルによる購入資格確認の目的は，心理検査の使用・実施に関し，誤用や受検者への権利侵害がないように，心理検査に関わるものとしての責務と自覚を促している。初回購入時に「POMS購入資格確認用紙」を出版元（金子書房）へ提出する。

Level A：手引や解説書に従った実施・解釈を前提とし，誰もが購入することのできる心理検査である。
Level B：検査の実施者は，大学などで心理検査および測定に関する科目を履修し，卒業したか，もしくはそれと同等な教育・訓練を終えていることが必要とされる心理検査である。
　　　　※ただし，Level B検査であっても別途条件が課せられている検査は，その基準に従う。
Level C：検査の実施者には，Level Bの基準を満たしており，かつ使用する検査や関連領域について修士以上の学位を有し専門知識・技能をもっていることが必要とされる。教育訓練を受けたり，心理検査を実施したりしたことのある者が購入できる。
　　　　※ただし，Level C検査であっても，別途条件が課せられている検査はその基準に従う。

2) POMS オリジナル出版社 MHS の説明例

Some of our materials are sold only to qualified individuals. Qualification levels are specified for all products in our online catalogue.

B-level products require that the user has completed graduate-level courses in tests and measurement at a university or has received equivalent documented training.

If you are a first-time purchaser and wish to purchase materials that are identified as (B) or (C) level products, you will be required to complete a Purchaser Qualification Form. Please select the appropriate form below for your geographical location. Print the form, complete it, sign it, and then fax it to MHS. All orders for test materials must include the name of a qualified individual who is responsible for the use of the materials ordered, and your signature.

● POMS 購入資格確認については直接，金子書房へお問い合わせいただきたい。

(2) GHQ 精神健康調査 The General Health Questionnaire

1) ゴールドバーグ（Goldberg, D. P.）
2) 中川泰彬・大坊郁夫
3) 日本文化科学社，1985 年
4) 12 歳以上
5) ①精神神経症状の有無を鑑別する主として神経症者の症状把握，評価および発見に有効な質問紙法検査である。
②質問項目は目的に合わせて 60 問のほかに 30 問と 28 問の短縮版がある。回答は，自分の現在の状態に該当するものを 4 選択肢から一つ選ぶ回答形式である。質問項目により，表現は異なる。
　例えば，「まったくなかった」「あまりなかった」「あった」「たびたびあった」，「よかった」「いつもと変わらなかった」「悪かった」「非常に悪かった」，「できた」「いつもと変わらなかった」「いつもよりできなかった」「まったくできなかった」などである。採点は，各選択肢への配点の仕方で 2 種類ある。
③『手引』の「第 6 章　日本版 GHQ の妥当性・信頼性」で詳細な説明がある。
6) 回答時間の制限はないが，10～15 分くらいで終わると手引にある。
7) 『日本版 GHQ 精神健康調査票手引』，検査用紙：日本版 GHQ60，日本版 GHQ30，日本版 GHQ28 →質問項目数の違いは目的・用途による違いであり，使用に際しては判断したい。

(3) Cornell medical index-Health Questionnaire（CMI 健康調査票）

1）ブロッドマン（Brodman, K.），エルドマン（Erdmann, A. J. Jr.），ウォルフ（Wolff, H. G.）
2）金久卓也・深町　建・野添　新
3）三京房，1972 年
4）14 歳以上
5）①精神的自覚症状（6 状態別）と身体的自覚症状（12 系統別）を評価する。CMI 原版は身体的な自覚症状についての 144 項目と精神的な自覚症状についての 51 項目からなっている。日本語版では，これに男性用 16 項目，女性用 18 項目が追加されている。
②『コーネル・メディカル・インデックス　その解説と資料　改訂増補版』「Ⅳ CMI による情緒障害者の特別規準」にて妥当性などが説明されている。
6）制限はない。30 分前後で書き終えるのが普通と解説書には記載されている。
7）『コーネル・メディカル・インデックス　その解説と資料　改訂増補版』，CMI 健康調査票日本版：男性用，女性用

(4) SDS（Self-rating Depression Scale）自己評価式抑うつ性尺度

1）ツンク（Zung, W. W. K.）
2）福田一彦・小林重雄
3）三京房，1983 年
4）精神状況が昏迷状態，強い制止もしくは渋滞状態の患者を除く，自己評価（自己回答）の可能な 18 歳以上の人である。
5）①うつ病患者の重症度と，うつ病・うつ状態に対する治療効果の評価，一般診療でのうつ病・うつ状態のスクリーニングである。
②質問項目は 20 項目で，「ない，たまに」「ときどき」「かなりのあいだ」「ほとんどいつも」の 4 段階にて自己評価する。
③『使用手引』の「4. 日本版 SDS の信頼性　5. 日本版 SDS の妥当性」で，相関係数などの説明がある。
6）時間制限はないが，10〜15 分で記入できる，と『使用手引』に説明がある。
7）『日本版 SDS 自己評価式抑うつ性尺度 Self-rating Depression Scale 使用手引』，日本版 SDS 回答用紙

(5) the Center for Epidemiologic Studies Depression Scale：CES-D Scale NIMH 原版準拠／うつ病（抑うつ状態）自己評価尺度（National Insti-

1）ロック（Locke, B. Z.），パットナム（Putnam, P.）
2）島　悟
3）千葉テストセンター，1998 年
4）15 歳以上
5）① NIMH の CES（Center for Epidemiologic Studies）部門の研究者が開発したうつ病のスクリーニングテストである。
②質問項目数 20 は BDI や SDS など既成尺度の項目から選抜・改訂されている。16（symptom-present）項目（うつ気分・身体症状・対人関係）・4（symptom-absent）項目（ポジティブ気

tute of Mental Health：NIMH） 分）で，各質問に対して症状の頻度を，過去1週間で「ない」「1〜2日」「3〜4日」「5日以上」の4段階で自己評価する。

③『CES-D 使用の手引』の「5．CES-D 日本語版作成について」で信頼性・妥当性検討が説明されている。

6） 回答時間についての説明は『使用の手引』に記載されていない。

7） CES-D Scale NIMH 1 原版準拠/CES-D Scale〔うつ病（抑うつ状態）/自己評価〕尺度，検査用紙：CES-D Scale

(6) HAM-D 構造化面接 SIGH-D 日本語版，ハミルトンうつ病評価尺度（Hamilton's Rating Scale for Depression：HAM-D）

1） ハミルトン（Hamilton, M.）
中根允文・ウィリアムス（Williams J. B. W.）

3） 星和書店，2004年

4） 特別な記載なし。

5） 1960年来，使用されているハミルトンうつ病評価尺度（HAM-D）を原版とした構造化面接版（Structured Interview Guide for the Hamilton Depression Rating Scale：SIGH-D）である。
　　うつ病と診断された患者の重症度を評価する。評価は過去1週間の患者の状態をもとになされるべきであると，評価用紙に記載されている。日本で使用されてきた17項目を修正した21項目評価となっている。各項目の重症度評価は0〜2の3段階評価あるいは0〜4の5段階評価となっている。

6） 特別な記載なし。

7） 解説書：HAM-D 構造化面接 SIGH-D
評価用紙：HAM-D 構造化面接 SIGH-D 日本語版

(7) 日本版 MMPI 顕在性不安検査 MAS（Manifest Anxiety Scale）

1） ハザウェイ（Hathaway, S. R.），マッキンレイ（McKinley, J. C.）

2） Taylor, J. A.・阿部満州・高石　昇

3） 三京房，1960年

4） 16歳以上

5） ①神経症や心身症と関係が深い「不安」を客観的に測定する質問紙法による不安検査である。測定される不安は，個人が意識上の体験として持っているもので，不安の構成要因として，集中力欠乏・自信欠乏・赤面恐怖・睡眠障害・取り越し苦労の6種類である。顕在性不安と呼ばれる，持続的に生じる精神身体的症状の程度を明らかにすることを目的としている。

②質問項目は，ミネソタ多面人格目録 MMPI の質問から抽出した，不安評価尺度50項目の質問に，妥当性尺度（虚偽尺度）15項目を加えた65項目の構成である。「そう」，「ちがう」のどちらかに○をつける2件法。どちらでもない場合は両方×をつける。

③『日本版 MMPI 顕在性不安検査 MAS 使用手引 改訂版』の「Ⅶ妥当性の検証」でCMIとの相関など得点分布が記載されている。

6）回答時間の制限は設けられていない。
7）『日本版 MMPI　顕在性不安検査 MAS　使用手引　改訂版』
検査用紙：日本版 MMPI MAS

(8) CAS 不安診断検査（Cattele Anxiety Scale）

1）カテル（Cattele, R. B.），シェイエル（Scheier, I. H.）
2）監修：園原太郎，著者：対馬　忠・辻岡美延・対馬ゆき子
3）東京心理，1961 年
4）中学生〜大学生
5）自己統制力，自我の弱さ，疑い深さ，罪悪感，衝動性の五つの因子から，不安傾向を測定する。5因子の総合から不安傾向を診断できるだけでなく，因子別にプロフィールを描くこともでき，一人ひとりの性格特徴もつかめる。情緒の安定度がわかり，心の健康を診断できる。質問項目は40問で構成されている。
　『解説書』の「3.妥当性と信頼度について」で説明がされている。
6）回答時間の制限は設けられていない。『解説書』に大学生で5分ないし10分程度，年齢・能力により加減する，と説明がある。
7）『CAS 不安診断検査―性格検査と精神健康度の測定尺度―解説書（改訂版）』，検査用紙：中学生用紙，一般用紙（高1〜大学生）

(9) ミネソタ多面的人格目録 MMPI（Minnesota Multiphasic Personality Inventory）

1）ハザウェイ，マッキンレイ
2）MMPI 新日本版研究会
3）三京房，1983 年
4）15 歳以上
5）精神医学的診断に客観的な手段を提供する目的で作成されている。情緒的・社会的態度に関する基礎尺度383項目，追加尺度を含むと計550項目から編成されている。項目は肯定文と若干の否定文からなり，疑問文は含まれていない。受検者は「はい」「いいえ」と回答するのではなく，各項目に「あてはまる」か「あてはまらない」か回答する。「どちらともいえない」をできる限り少なくするように求められている。
　『Minnesota Multiphasic Personality inventory　マニュアル』「第2章 標準化」で信頼性の説明がある。
6）正式（550項目：60分）略式（383項目：40分）
7）『Minnesota Multiphasic Personality inventory　マニュアル』質問票（カード式・冊子式），回答用紙（Ⅰ型・Ⅱ型・Ⅲ型），採点盤，プロフィール用紙
● 『マニュアル』「第4章　採点法」で MMPI 新日本版の形式と実施法・採点法の関係が説明されている。

(10) 日本版 STAI 状態・特性不安検

1）スピルバーガー（Spielberger, C. D.）
2）水口公信・下仲順子・中里克治

	査（State-Trait Anxiety Inventory）	3)	三京房，1991 年
		4)	中学生以上
		5)	不安の2因子，状態不安と特性不安を別々に測定する質問紙法の検査である。2因子は各20項目（Form X）で構成，世界40カ国語に翻訳されている。回答用紙は，表面に状態不安，裏面に特性不安の質問項目がある。 『日本版 STAI 状態・特性不安検査 State-Trait Anxiety Inventory 使用手引』「4．信頼性と妥当性」で相関係数などの説明がある。
		6)	時間制限はないが，普通 5～7 分くらいで記入できる，と『日本版 STAI 状態・特性不安検査 State-Trait Anxiety Inventory 使用手引』に記載されている。
		7)	『日本版 STAI 状態・特性不安検査 State-Trait Anxiety Inventory 使用手引』，検査用紙：日本版 STAI
(11)	新版 STAI-JYZ（State-Trait Anxiety Inventory-Form JYZ）	1)	スピルバーガー，肥田野直，福原眞知子，岩脇三良，曽我祥子
		3)	実務教育出版，2000 年
		4)	18 歳以上
		5)	①原著者を共同研究者として，英語版『STAI-Y』に改良を重ねた日本の文化的要因を考慮して開発した日本語最新版の「状態―特性不安検査」である。日本人特有の情緒（感情）を考慮することで，状態不安の密度の測定と人格構成としての特性不安における個人差の測定をより正確なものにしようと工夫されている。 ②『マニュアル』「第 4 章 信頼性・妥当性の検討と研究例」で，内的整合性，概念的妥当性，併存的妥当性などの説明がある。
		6)	時間制限はないが，大学生で 6 分間，学生以外ならば 10 分間，両尺度を連続して実施する場合は大学生約 10 分間，その他ならば約 20 分間である，と『新版 STAI State-Trait Anxiety Inventory – Form JYZ マニュアル』に記載されている。
		7)	『新版 STAI State-Trait Anxiety Inventory-Form JYZ マニュアル』 検査用紙：新版 STAI State-Trait Anxiety Inventory-Form JYZ
(12)	WHO Quality of Life 26	1)	世界保健機関・精神保健と薬物乱用予防部　編
		2)	監修：田崎美弥子・中根允文
		3)	金子書房，1997 年
		4)	18 歳以上
		5)	回答：10 分程度，自己採点：5 分程度
		6)	①全世界共通のスケールで個人的満足度が測定できる QOL 評価票である。WHO では生活の質（quality of life：QOL）を「個人が生活する文化や価値観の中で，目標や期待，基準および関

心に関わる自分自身の人生の状況についての認識」と定義している。

②質問項目数 26 の質問紙法検査である。「過去 2 週間にどのように感じたか」「過去 2 週間にどのくらい満足したか」，あるいは「過去 2 週間にどのくらいの頻度で経験したか」を「まったくない」「少しだけ」「多少は」「かなり」「非常に」など 5 段階で回答する。集団にも個別にも使用できる。

③『WHO QOL クオリティ・オブ・ライフ 26 手引改訂版』の「Ⅳ WHOQOL26 の作成過程」で内的整合性，弁別妥当性，信頼性，因子分析について記載されている。

7）『WHO QOL クオリティ・オブ・ライフ 26 手引』
検査用紙：WHO QOL クオリティ・オブ・ライフ 26

2　看護研究で知っておくべき著作権法

看護研究で「著作物」である「心理測定尺度や検査」を利用することを前提に，必要と思われる著作権法事項について説明する。

(1) 「著作物」とは何か

著作物に関して著作権法第 2 条は次のように記している。

著作権法　第 2 条
この法律において，次の各号に掲げる用語の意義は，当該各号に定めるところによる。
1　著作物　思想又は感情を創作的に表現したものであつて，文芸，学術，美術又は音楽の範囲に属するものをいう。
2　著作者　著作物を創作する者をいう。

看護研究で学術論文，書籍，心理測定尺度・検査はもちろん，講演やスライド，Web ページなどを利用する立場から考えると，すべて著作物である。

(2) 著作権法上で許されている「引用」とは何か

引用に関して，著作権法は第 32 条で下記のように規定している。

著作権法　第 32 条
公表された著作物は，引用して利用することができる。この場合において，その引用は，公正な慣行に合致するものであり，かつ，報道，批評，研究その他の引用の目的上正当な範囲内で行われるものでなければならない。

つまり，公表された著作物から，ある部分を自分の著作物に引用することは認められている。ただし，引用を行う際には，一定の要件が求められる。

① 引用ができる対象は公表されている著作物に限られている。
② 引用する際は「公正な慣行に合致」していなければならない。
③ 引用は「正当な範囲内」で行われることが必要である。
④ 引用する場合には「出所の明示」をしなければならない。

「出所の明示」は，著作権法第48条で規定されている。

著作権法　第48条
　次の各号に掲げる場合には，当該各号に規定する著作物の出所を，その複製又は利用の態様に応じ合理的と認められる方法及び程度により，明示しなければならない。

　引用における「公正な慣行」と「正当な範囲内」とは，一般的には次のように考えられている。
　① 引用部分が明瞭に区別されていること，「明瞭区分性」が必要である。
　　例えば，引用する部分をカギカッコでくくるなどの方法がある。
　② 引用先の著作物と引用部分とが，**量的にも質的にも「主従の関係」**になっていることである。つまり，引用部分はあくまで「従」である。
　③ なぜ，それを引用しなければならないのか，**引用の「必要性」**があることである。

著作権法第20条では「同一性保持権」を定めており，引用にあたっては無断で改変できない。そのまま引用しなければならない。例えば自分の研究にあわせて質問項目数を削除したり順番を変えることなどは「同一性保持権」を侵害する。

著作権法　第20条
　著作者は，その著作物及びその題号の同一性を保持する権利を有し，その意に反してこれらの変更，切除その他の改変を受けないものとする。

　引用（転載）する際に上記の要件を守れば，著作権者へ事前に許諾を求めなくても自由に利用してよいのではないかと考えてしまう。もちろん，著作権法を遵守していれば何ら問題はない。
　しかし，著作権法では引用の要件について，「公正な慣行」，「正当な範囲内」と表現されているだけである。この解釈の相違により，さまざまな問題が生じることになる。引用になる条件とは何か。再度，確認してみる。
　① 自分自身の書いた部分が「主」になっているか。
　　引用部分が大部分を占めるなら，「引用」でなく「転載」である。
　　「他人の書いたものを見せる」だけの表現なら，転載である。
　② 必要性があるか。

引用は，必要があって行うものである。まったく不要なら「転載」である。自分の主張を補足するための引用とか，引用部分を批評する，という展開になっていれば「引用」となる。それ以外は「転載」と考えられる。
③ 引用部分が，必要最小限となっているか。
不必要に多くの部分を引用すれば，「転載」となる。
④ 引用部分を改変していないか。
改変すると，正当な引用ではない。「転載」ではなく，「同一性保持権」の侵害に相当してしまう。
⑤ 引用元（出典）を明示しているか。
法律で義務づけられていることである。

(3) 「引用」と「転載」を誤解しない

引用とは，自分が言及したい内容を他人の著作物を用いて行うことであった。引用だけして，その内容に関する自分自身の批評なり見解をほとんど記載していないような使用は認められない。

「転載」とは，参考とする内容をふまえた言及をせず，そのまますべてを取り込む行為であった。「抜粋」による引用の場合は「　」のすぐ後ろで該当する文献を提示する。例えば，（渡邊，2011）のようにごく短く表記する場合などは，必ず本文の終わりに引用文献の文献情報（書誌事項）を一覧にして提示する。

引用をもし，この転載もしくは抜粋と受け取っていれば誤りである。単に，参考文献をコピーして自分の論文，Web サイトやブログに掲載していれば，転載または抜粋であり，引用ではない。著作物オリジナルの内容を使いたいとき，著作権者へ依頼を出す際は，引用ではなく「複製使用」したい旨を伝えることである。

引用は公開されている著作物であれば誰でも自由に行える。しかし，転載は必ず事前に許諾を得てから行う。無断転載は著作権侵害となってしまう。

また，たとえ引用は自由にできるとはいえ，著作者本人がそれを望まない場合もある。それを尊重することは，道義上必要となってくる。他人の著作物を利用するときは，著作権者自身の意思を尊重することである。

(4) 著作権法上で許されている「私的使用のための複製」とは

著作権法第30条は，「私的使用のための複製」を認めている。これは「個人的に又は家庭内その他これに準ずる限られた範囲内」で使用する場合は許諾なしで複製し，利用することができるというものである。

しかし，看護研究で利用する立場ではこれに該当しない。私的使用の範囲を超える複製については，著作権者の許諾が必要となる。Web サイトの情報を複製し，各種の会合や研究会で利用する場合などは，必ず事前に著作権者との相談が必要となる。

(5) 研究調査で転載

研究上の必要で，質問項目を転載利用したいときはどうするか。つま

利用を希望する場合	り，市販されている心理測定尺度・検査の質問項目などを自己作成のオリジナル調査用紙に転載して利用する場合である。 　転載利用の許諾が出版元などから得られたならば，研究調査に利用ができる。それに基づき，利用に際して著作権利用料を出版元などへ支払うことになる。
(6)　最後に	これまでみてきたように，検査用紙の項目は，全体として一つの著作物に該当する。質問項目自体が著作物（編集著作物）に該当する。 　自分自身の研究計画の都合で，ある検査用紙の質問項目を修正，削除，並び替え，構成項目を抽出するなどした場合，当該検査用紙の翻案物（二次的著作物）に該当する。著作権法第 27 条により著作権者の許諾なく作成したり，それを印刷物にしたり（複製）することはできない（同法第 28 条）。 　研究をする過程では，必然的にその質問項目を被験者に提示しなければならないので，複製などを行わざるを得ないと考えられる。学会などで発表する場合にも，質問項目を資料として添付しなければならない。従って，著作権侵害行為を伴わざるを得ないので，著作権者の許諾を得て行う必要がある（同法第 21 条，63）。 　「複製」とは単にコピー機でコピーすることを禁じているだけではない。手書きで書き写す，読まれているのを聞き取り手書きする，なども同様の行為である。それをホームページで閲覧させることは，Ｗｅｂサーバーにアップロードする行為が送信可能可権の侵害である。さらに誰かがアクセスした時点で公衆送信権の侵害となる。 　著作権侵害の結果によって侵害者は法律上，民事責任として①差止請求（同法 112 条），②損害賠償請求（民法 709 条），③名誉回復措置の請求（著作権法 115 条）などを負う。さらに刑事責任も生じる。 （翻訳権，翻案権等） 著作権法　第 27 条 　著作者は，その著作物を翻訳し，編曲し，若しくは変形し，又は脚色し，映画化し，その他翻案する権利を専有する。 （二次的著作物の利用に関する原著作者の権利） 著作権法　第 28 条 　二次的著作物の原著作物の著作者は，当該二次的著作物の利用に関し，この款に規定する権利で当該二次的著作物の著作者が有するものと同一の種類の権利を専有する。 （複製権） 著作権法　第 21 条 　著作者は，その著作物を複製する権利を専有する。

(著作物の利用の許諾)
著作権法　第63条
　著作権者は，他人に対し，その著作物の利用を許諾することができる。
2　前項の許諾を得た者は，その許諾に係る利用方法及び条件の範囲内において，その許諾に係る著作物を利用することができる。
3　第1項の許諾に係る著作物を利用する権利は，著作権者の承諾を得ない限り，譲渡することができない。
4　著作物の放送又は有線放送についての第1項の許諾は，契約に別段の定めがない限り，当該著作物の録音又は録画の許諾を含まないものとする。
5　著作物の送信可能化について第1項の許諾を得た者が，その許諾に係る利用方法及び条件（送信可能化の回数又は送信可能化に用いる自動公衆送信装置に係るものを除く。）の範囲内において反復して又は他の自動公衆送信装置を用いて行う当該著作物の送信可能化については，第23条第1項の規定は，適用しない。

(特許権の効力が及ばない範囲)
特許法　第69条
　特許権の効力は，試験又は研究のためにする特許発明の実施には，及ばない。

(学校その他の教育機関における複製等)
著作権法　第35条
　学校その他の教育機関（営利を目的として設置されているものを除く。）において教育を担任する者及び授業を受ける者は，その授業の過程における使用に供することを目的とする場合には，必要と認められる限度において，公表された著作物を複製することができる。ただし，当該著作物の種類及び用途並びにその複製の部数及び態様に照らし著作権者の利益を不当に害することとなる場合は，この限りでない。
2　公表された著作物については，前項の教育機関における授業の過程において，当該授業を直接受ける者に対して当該著作物をその原作品若しくは複製物を提供し，若しくは提示して利用する場合又は当該著作物を第三十八条第一項の規定により上演し，演奏し，上映し，若しくは口述して利用する場合には，当該授業が行われる場所以外の場所において当該授業を同時に受ける者に対して公衆送信（自動公衆送信の場合にあつては，送信可能化を含む。）を行うことができる。ただし，当該著作物の種類及び用途並びに当該公衆送信の態様に照らし著作権者の利益を不当に害することとなる場合は，この限りでない。

(差止請求権)
著作権法　第112条

著作者，著作権者，出版権者，実演家又は著作隣接権者は，その著作者人格権，著作権，出版権，実演家人格権又は著作隣接権を侵害する者又は侵害するおそれがある者に対し，その侵害の停止又は予防を請求することができる。
2 著作者，著作権者，出版権者，実演家又は著作隣接権者は，前項の規定による請求をするに際し，侵害の行為を組成した物，侵害の行為によって作成された物又は専ら侵害の行為に供された機械若しくは器具の廃棄その他の侵害の停止又は予防に必要な措置を請求することができる。

（不法行為による損害賠償）
民法　第709条
　故意又は過失によって他人の権利又は法律上保護される利益を侵害した者は，これによって生じた損害を賠償する責任を負う。

（名誉回復等の措置）
著作権法　第115条
　著作者又は実演家は，故意又は過失によりその著作者人格権又は実演家人格権を侵害した者に対し，損害の賠償に代えて，又は損害の賠償とともに，著作者又は実演家であることを確保し，又は訂正その他著作者若しくは実演家の名誉若しくは声望を回復するために適当な措置を請求することができる。
●転載利用については事前に，各出版元へ問い合わせることが必要である。

参考文献
上里一郎　2001　心理アセスメントハンドブック　西村書店
馬場礼子　1995　心理療法と心理検査　日本評論社
Impara, J. C. (EDT), Plake, B. S. (EDT) 1998 The Thirteenth Mental Measurements Yearbook (Mental Measurements Yearbook) Buros Inst of Mental
影山隆之　2003　トピックス　ちょっと待て！社会心理的アプローチ―看護研究での心理社会行動的変数の扱い方，専門看護学講座　精神看護学．大分看護科学研究，**4**，21-26
小山充道　2008　必携　臨床心理アセスメント　金剛出版
Maddox, T. (EDT) 2008 Tests: A Comprehensive Reference for Assessments in Psychology, Education, and Business (Tests) (6TH) Pro Ed
松原達哉　2002　心理テスト法入門―基礎知識と技法習得のために　日本文化科学社
松原達哉，楡木満生　2003　臨床心理学シリーズ(3)　臨床心理アセスメント演習　培風館
三山裕三　2005　新版改訂　著作権法詳説　判例で読む16章　雄松堂出版
水田善次郎　2001　心理検査の実際　ナカニシヤ出版
村上宣寛　2008　臨床心理アセスメントハンドブック　北大路書房
沼　初枝　2010　臨床心理アセスメントの基礎　ナカニシヤ出版
下山晴彦，松澤広和　2008　実践心理アセスメント―職域別・発達段階別・問題別でわかる援助につながるアセスメント　日本評論社

塩見邦雄　1982　心理検査・測定ガイドブック　ナカニシヤ出版
氏原　寛，亀口憲治，馬場禮子，岡堂哲雄，西村洲衞男，松島恭子　2006　心理査定実践ハンドブック　創元社
山中康裕，山下一夫　1998　実践保健臨床医学双書　臨床心理テスト入門―子どもの心にアプローチする　東山書房
渡部洋編著　1993　心理検査法入門―正確な診断と評価のために　福村出版

参考ホームページ他

金子書房　http://www.kanekoshobo.co.jp/np/index.html
日本文化科学社　http://www.nichibun.co.jp/
三京房　http://www.sankyobo.co.jp/
千葉テストセンター　http://www.chibatc.co.jp/
星和書店　http://www.seiwa-pb.co.jp/
実務教育出版　http://www.jitsumu.co.jp/
東京心理　〒113-0001　東京都文京区白山1-5-10

第4章 疫学研究のデザインと進め方

黒沢美智子

　人間の集団を対象として，疾病の頻度や発生を把握し，その要因を科学的に明らかにする学問は，疫学と呼ばれる。心理尺度を用いて心理社会的因子の健康影響を明らかにする研究などが疫学的手法を用いて行われる。本章では，観察研究および介入研究，ならびにバイアス（研究における誤差）を取り上げ解説する。さらに，研究実施に不可欠な研究費申請ならびに疫学研究に関する倫理指針について述べる。

4 疫学研究のデザインと進め方

1 基本的な疫学手法

　疫学は人間の集団を対象として，疾病の頻度や発生を把握し，その要因を科学的に明らかにする学問である。疫学研究は統計学の理論を応用して，集団の特性や状況を数字で表し，そこに潜む規則性や傾向性を明らかにし，さまざまな推論をする。

　疫学研究結果から，疾病の有病率や罹患率といった頻度や，どのような人に疾病が発生しているのかという特徴がわかり，治療方法や予防対策を立てるのに役立つ情報が得られる。疫学研究ではその目的によって，血液や尿などの生体試料の測定結果を用いたり質問紙調査で得られた情報を用いたり，その両方を用いたりする。

　もともと疫学は伝染病の伝播様式を明らかにすることによって発展した学問である。病原菌が不明であっても，収集したデータを用いることで流行を防ぐ対策を立てることが可能であることを示し，後に慢性疾患の原因究明や予防対策にもその手法が用いられるようになった。現在，疫学研究の対象はさらに広がり，自殺，外傷，出生異常，労働災害などに範囲を広げている。疫学研究対象にはDNAの遺伝子配列が取り上げられることもあり，DNAの遺伝子配列と生活習慣の組み合わせで，ある疾患を発症しやすいという疫学研究も行われている。心理要因と遺伝子配列との関連についての疫学研究も，今後進められていくであろう。

　疫学研究方法は観察研究と介入研究に大別される（図4-1）。観察研究はありのままを観察し，介入を行わない研究で，仮説探索を目的とする記述疫学研究と仮説検証のための分析研究に分けられる。

　疫学研究の手法で心理的因子と健康との関わりについての研究もいくつか行われている。2005年のJournal of Epidemiology（日本疫学会発

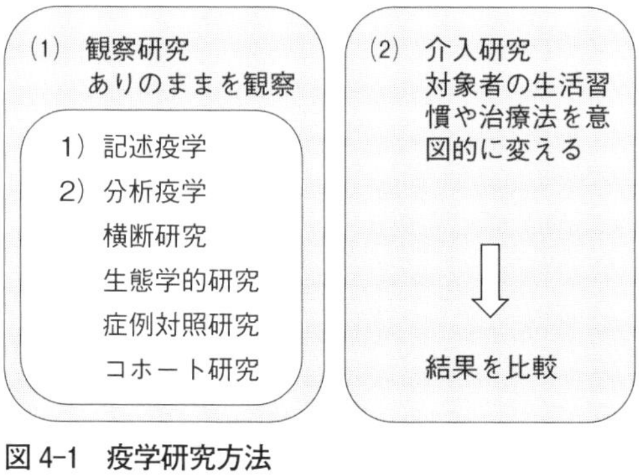

```
(1) 観察研究
    ありのままを観察
    1) 記述疫学
    2) 分析疫学
       横断研究
       生態学的研究
       症例対照研究
       コホート研究

(2) 介入研究
    対象者の生活習
    慣や治療法を意
    図的に変える
    ⇓
    結果を比較
```

図4-1　疫学研究方法

行）に「心理社会的因子と健康：地域社会と職場の研究」（Tsutsumi, 2005）という論文が掲載されている。この中で社会心理的要因の測定尺度の妥当性には課題があり強化しなければならないとしているが，社会心理的要因と健康との因果関係については，今後確固たるエビデンスを提供するためにより多くのコホート研究，介入研究が必要であると述べられている。

(1) **観 察 研 究** (Observational study)

観察研究とは対象集団の自然の姿を観察する研究で，対象となる集団の健康状態や生活習慣などを観察し，疾病の発生に関連する要因を明らかにすることを目的とする研究方法である。これには記述疫学と分析疫学があり，分析疫学には横断研究，生態学的研究，症例対照研究，コホート研究がある。

1) 記述疫学 (Descriptive epidemiology)

記述疫学研究は疫学研究の基本で，対象とする集団の疾病発生頻度や分布などを記述する。対象集団の中でどのような健康問題が，誰に（人），いつ（時），どこで（場所），起こっているのか，人々をありのままの状態で観察する。疾病の頻度は割合（％）で示されることが多い。

人を観察する場合，性・年齢分布が最も重要である。そして，人種，職業，宗教，婚姻，生活習慣なども観察されることが多い。ある特定の家族に疾病が多発している場合，家族集積性があるという。その場合は遺伝的な要因か，生活をともにすることによる共通要因への曝露が関係していると考えられる。例えば家族内に高血圧の人が多い場合，遺伝的要因か，家族で塩分の多い食事をしていることが要因かが疑われる。

時間を追って観察する場合，時間を横軸に発生数をグラフにすると疾病が増加しているのか，あるいは減少傾向にあるのか，周期性があるかどうかを把握しやすくなる。感染症の発生を観察する場合は日単位や週単位で観察することが多いが，月単位のグラフにすると季節変動をみることができる。年単位で数年間の流行の変動を観察することや，長期間の増加・減少傾向を検討することもある。長期的な趨勢をみることも記述疫学研究では重要である。過去60年間の日本の死因別死亡率の年次推移のグラフをみると，日本人の疾病構造が大きく変化したことがわかる。

対象とする健康事象が，どのような場所に多いのか観察することも重要な要素である。場所によって気候，空気，水，土壌などが異なり，そこに住む人のもつ遺伝的要因・生活習慣要因も異なる。同じ土地に住む人はそれらの環境要因を共通にもつ集団であり，地域間の比較や国際比較などによって疾病の要因が検討される。

脳血管疾患や心疾患死亡率を都道府県別に算出し，グラフの横軸に都道府県，縦軸にそれぞれの死亡率を示せば，場所による差を示すことができる。地図上に色分けして示せば，地域差がわかりやすくなる。時間と場所の要素を組み合わせれば，さらに多くのことを視覚的に示すことができる。図4-2は麻疹の発生を日本地図に週別に示したもの（国立感

染症研究所感染症情報センター，2010）で，流行が起こったときにその広がりのスピードが一目でわかる図である。

Weekly measles cases from week 1 to week 5, 2010 (based on diagnosed week as of February 10)

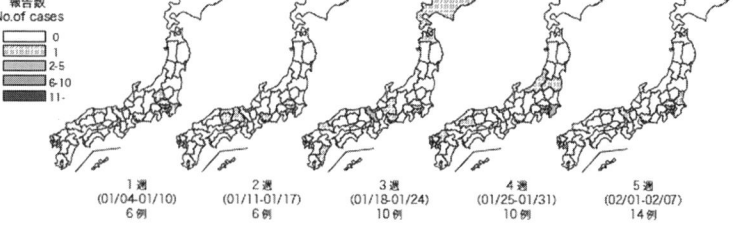

図4-2　都道府県別麻しん週別報告状況　2010年第1週-5週　感染症発生動向調査

厚生労働省，総務省や市町村が調査し，公表されている統計資料は数多くある。近年は，ホームページからExcel形式のデータがダウンロードできるものも増えている。これらを活用してさまざまな検討を行うことが可能である。よく利用されている既存資料として，国勢調査，人口動態統計，死亡統計，国民健康・栄養調査，疾病統計，患者調査，国民生活基礎調査，感染症動向調査，などがある。

記述疫学的研究の手法によって健康事象の分布の特徴が検討され，その背後にある原因を考察する。そして，因果関係に関する仮説を立て，分析疫学の手法でその仮説を検証していくことになる。

2）分析疫学（Analytical epidemiology）

分析疫学研究には，横断的研究，生態学的研究，症例対照研究，コホート研究がある。横断的研究と生態学的研究は仮説設定に用いられることが多く，因果関係まで推定することは困難である。症例対照研究とコホート研究は仮説の検証を目的とし，記述疫学などによって原因と疑われた因子が統計学的に疾病と関連しているかどうか，因果関係の推定を行う。

a. 横断研究（Cross sectional study）

横断研究は断面研究とも呼ばれ，対象とする集団の特徴を一時点の調査で把握しようとする研究方法で，最も基本的な疫学研究デザインである。既存資料を用いたり新たに調査を行ったりして，研究対象疾患の有病率や要因曝露情報を得て，調査時点での要因曝露の有無別の時点有病率を比較する。調べたい集団全員を対象とする調査を悉皆調査または全数調査と呼び，既存資料の代表例として国勢調査がある。調べたい集団全員が調査できない場合は，その集団の特徴を代表できるように無作為抽出した標本を観察する。

横断研究では経時的な観察を行わないので，新規患者の発生を把握することができないため，罹患率や相対危険度は求められない。原因と結果の関係が把握できないので，因果関係の推定は困難である。

例えば運動習慣と肥満の関連を考えた場合，一時点で運動習慣の有無と肥満の有無を同時に調査すると，「運動習慣のために肥満になった」のか，「肥満だから運動をしている」のか，どちらが原因でどちらが結果かわからない。しかし，横断的調査は要因と疾患に何らかの関連があるかどうかを，比較的簡単に多くの要因について分析することができる調査方法である。

　横断研究の方法で地域や職域で心理測定を行った研究を例示する。

① ソーシャルサポートの有無（要因）と抑うつ

　都市在住の高齢者1,000人以上に認知機能検査（Mini-Mental State Examination：MMSE），抑うつ症状評価表（Geriatric Depression Scale：GDS），ソーシャルサポート（困ったときの相談相手，具合の悪いときに病院に連れて行ってくれる人，寝込んだときに身の回りを世話してくれる人，など）の有無について聞き取り調査を行い，認知機能が良好だった人について，ソーシャルサポートの欠如と抑うつ症状出現との関連を年齢・配偶者の有無・同居人数・教育レベル・運動能力などで補正し，多変量解析により，ソーシャルサポートがない人はある人に比べて抑うつ症状出現リスクが1.9～2.8倍有意に高いことが示された（小泉ほか，2004）という研究が行われている。

② 心理社会的指標（Stress and Coping Inventory 日本語版）
　　と免疫学的検査

　心理測定と生体試料との関連を調べた研究（宮崎ほか，2004）では，企業の男性労働者98例を対象に心理社会的指標（Stress and Coping Inventory 日本語版）でソーシャルサポートを評価し，血液を用いて免疫学的な項目（T細胞数・B細胞数・NK細胞数）を測定し，両者の相関を分析し，ソーシャルサポートとNK細胞数との間に有意な正の相関が認められたという結果であった。

③ ベーチェット病患者のQOL（SF-36 Ver. 2）

　その他にはQOL調査票（SF-36 ver. 2）（福原・鈴鴨，2004）を用いて，ベーチェット病という原因不明の全身性炎症疾患患者約300人を対象に行われた調査もある。このQOL調査票は八つの尺度〔身体機能，

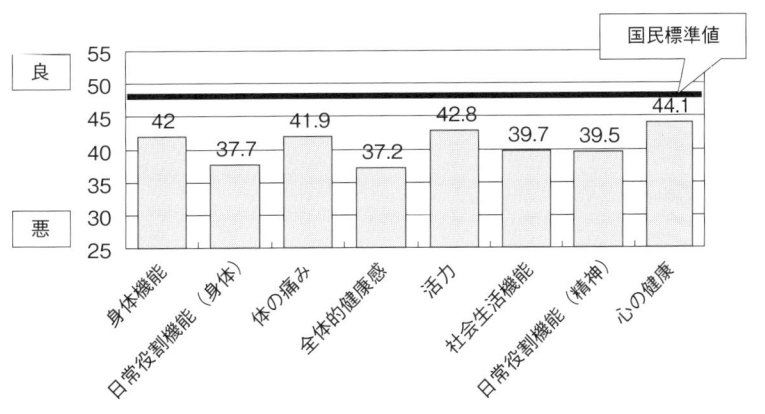

図4-3　SF-36の国民標準値に基づくスコアリングによるベーチェット病患者のQOL（稲葉ほか，2006）

日常役割機能（身体），体の痛み，全体的健康感，活力，社会生活機能，日常役割機能（精神），心の健康〕があり，各尺度スコアは日本人の国民標準値（50点）と比較できるように作られている。図4-3は対象者（ベーチェット病患者）の各尺度の平均QOLスコアで，すべてが国民標準値より低く，日常役割機能（身体）や全体的健康感が特に低いという結果を示している（稲葉ほか，2006）。この調査では患者がQOL調査票に回答し，症状や治療などの情報を担当医から得て，重症度別・治療効果別・症状別にQOLスコアを比較している。

b. 生態学的研究（Ecological study）

生態学的研究は個人の健康情報を調査するのではなく，集団を地域や行政的な区分で定義し，都道府県や国などの疾患有病率や罹患率とその地域の要因曝露率を調査して関連を分析する研究方法である。この調査研究デザインでは厚生労働省，総務省や地域の保健事業等で公表される定期的な統計報告などの既存資料を利用することが多い。国単位の分析ではWHOやUNICEF，各国から公表されている統計データを用いて，両者の相関関係を求める。例えば，ある地域の食塩摂取量と脳卒中死亡率の相関や，都道府県別食塩摂取量と胃がんによる死亡率の相関を求めたりする。地域単位のデータで相関を求めることが多いので，地域相関研究とも呼ばれる。今のところ，看護の心理測定研究関連の生態学的研究は見当たらない。以下に生態学的研究の例を示す。

国の裕福さ（1人あたりのGDP）と平均寿命との関係〔カワチ（Kawachi），2004〕

国別の1人あたりのGDPと平均寿命を散布図に描いた生態学的研究結果からは多くのことを考えさせられる。1人あたりのGDPが約5,000ドルまでは所得と平均寿命の間に強い相関がみられるが，それ以上裕福になっても寿命が長くなることはなく，関係は平坦になる。

c. 症例対照研究（case-control study）

症例対照研究は疾病に罹患した人や疾病によって死亡した人を症例（case）とし，症例ではない人を対照（control）として，両群の過去の要因曝露状況を比較する方法で，患者対照研究ともいわれる。例えば，胃がん患者を症例（case）群とし，胃がん患者でない人を対照（control）群として，それぞれの過去の高塩分食品摂取状況を調べて比較する研究デザインである（図4-4）。

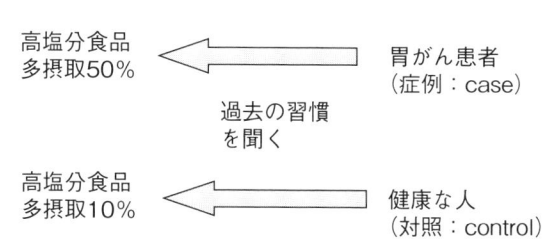

図4-4 症例対照研究（case-control study）

要因をもっている人はもっていない人より何倍疾病になりやすいか，

数値（オッズ比）で示す。要因に曝露してなくてもその疾病に罹る人，逆に要因に曝露してもその疾病に罹らない人はいる。しかし，要因に曝露している人が曝露していない人に比べて疾病罹患率が高い場合，その要因が原因の一つと考える。オッズは事象が起こる確率と起こらない確率の比で，表のような結果が得られたとき，疾病ありの曝露オッズはa/b，疾病なしの曝露オッズはc/d，オッズ比は二つのオッズの比をとったものである。

表 4-1 マッチングなし

	曝露あり	曝露なし
疾病あり	a	b
疾病なし	c	d

$$オッズ比 = \frac{a/b}{c/d} = \frac{a \times d}{b \times c}$$

症例対照研究では，対照 (control) 群をどう設定するかが重要となる。対照 (control) 群には，症例 (case) 群と性や年齢がほぼ一致しているものの，その疾患に罹っていない人が選ばれる。例えば，80歳代の男性の胃がん患者を症例 (case) 群とし，看護学部の女子学生を対照 (control) 群として，高塩分食品摂取率を比較するようなことは行わない。対照の選定を誤ると，誤った結論が導かれることになる。

対照 (control) を選択する際には検討する要因以外の特徴を症例 (case) 群の各例に合わせて対照に選び，症例 (case) 群と対照 (control) 群がペアになるようなマッチングという方法が用いられる。一般に，性や年齢をマッチさせることが多い。例えば，症例1が60歳の男性なら，対照1に60歳の男性を選ぶ。

症例1例に対し，対照1例をペアとした症例対照研究では，要因の有無の組み合わせで4通りのペアができるので表にペア数を記入する。例えば，要因が症例にはあるが，対照にはないペアの数はbとなる。

表 4-2 マッチングあり

		対照	
		要因あり	要因なし
症例	要因あり	a	b
	要因なし	c	d

$$オッズ比 = \frac{b}{c}$$

症例対照研究は過去の要因曝露状況については患者のほうが思い出しやすいことが知られているように，コホート研究よりもバイアスが大きいとされている。喫煙習慣は比較的変化が少ない要因かもしれないが，食事，運動や睡眠などの習慣は変化しやすく，年数が経つと記憶も正確

ではなくなるので，注意が必要である。

症例対照研究では曝露群，非曝露群の疾病罹患率が把握できないので，コホート研究のように相対危険度は直接計算できない。しかし，疾病の罹患率が低く，各群の標本が母集団を代表していれば，オッズ比を相対危険度の近似値とすることができる。対象疾患の有病率や罹患率が小さい場合には，次の項で述べるコホート研究よりも効率的な研究方法である（図4-5）。

・コホート研究

> 罹患率（死亡率）を計算できる。
> → 相対危険度を直接計算できる。
> まれな疾患には利用できない。

・症例対照研究

> まれな疾患でも調査可能。
> オッズ比を計算。
> 各群の標本が真に母集団を代表していれば，
> オッズ比を相対危険度の近似値とする。

図4-5 コホート研究と症例対照研究の違い

症例対照研究でQOLや心理測定結果を用いた研究も行われているので，以下に示す。

QOLやGHQ（ストレス尺度）の測定結果を用いた血管炎の症例対照研究〔バシュ（Basu），2010〕

ANCA関連血管炎という疾患の症例と健康な対照群の調査でQOLやGHQ（ストレスの尺度）の測定結果が用いられている。この結果はメンタルヘルスに関しては症例群と対照群に違いはなかったが，症例群では「疲労」のオッズ比が2.5倍と高く，高ストレスも症例群が1.7倍高いという結果が示されている。

d. コホート研究（cohort study）

コホートという語はもともと古代ローマの軍隊の歩兵隊の単位を表

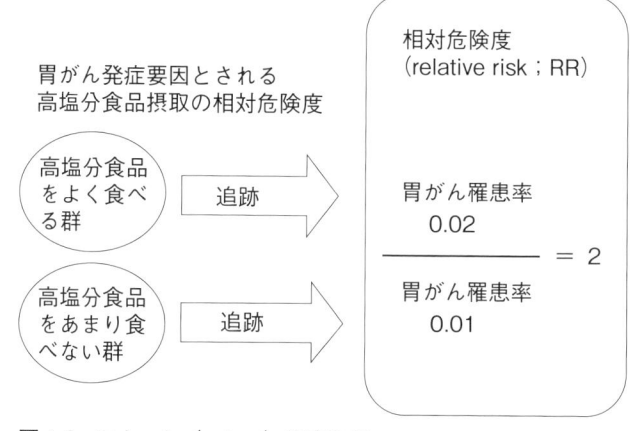

図4-6 コホート（cohort）研究の例

す。疫学研究のコホートとはある特徴を共有する集団を追跡する研究をいう（図4-6）。コホート研究はある要因をもつ人ともたない人を追跡し、疾病の罹患や死亡状況を調べる。ある要因をもつことはもたないことに比べ、その疾病の罹患率（死亡率）を何倍高くするか計算する。

例えば、ある健康な成人の集団で胃がん発症のリスク要因と考えられる高塩分食品の摂取頻度を調べ、その後10〜20年後の胃がん罹患率を観察する。高塩分食品をよく食べる群の胃がん罹患率と高塩分食品をあまり食べない群の胃がん罹患率を調べ、高塩分食品の摂取が胃がんを起こしやすいかどうかを検討する研究デザインである。

コホート研究の追跡期間は疾病の自然史などによって決める。妊娠中の要因曝露と出生時の子の体重を検討する場合などは比較的追跡期間は短期間となるが、生活習慣病のように要因曝露から長い年月をかけて疾病発生するような疾病を対象とする場合は、10〜20年あるいはそれ以上の長期にわたって集団の追跡調査を行うことになる。日本の原爆コホートや米国や日本の有名な循環器疾患のコホート研究など、対象者の子や孫の世代まで半世紀以上追跡している研究もある。

現在日本では約10万人を対象に追跡している生活習慣病の大規模コホート研究が行われている。文部科学省助成による大規模コホート研究（the Japan Collaborative Cohort study for Evaluation of Cancer Risk sponsored by the Ministry of Education, Culture, Sport, Science and Technology of Japan：JACC study）と厚生労働省助成による多目的コホート研究（Japan Public Health Center- based Prospective study：JPHC study）で、両コホートとも1990年前後に追跡開始し、近年多くの成果が発表されている。米国で10万人以上の看護師を長期間追跡しているハーバード大学のNurses' Health Studyというコホート研究もある。この研究から、女性の健康への影響要因について多くの知見が得られている。

心理要因と心疾患発症との関連を調べた興味深いコホート研究がフィンランドで行われ、2010年に発表されたので、以下に概略を示す。

心理因子（敵意や怒りの対処方法）と心疾患発症との関連：コホート研究

心理因子として敵意や怒りの対処方法や表現方法について約8,000人（25〜74歳の男女）を対象に測定・分類し、10〜15年間追跡して心血管疾患発症を観察したコホート研究結果〔ホウカラ（Haukkala），2010〕である。多変量解析の比例ハザードモデルの解析結果から、怒りっぽい人、怒りをためる人、敵意をもつ傾向のある人は心血管疾患発症リスク（RR）が有意に高く、性・年齢・飲酒・喫煙・教育・婚姻状態・肥満・血圧・コレステロール値・うつ尺度を考慮してもほぼ同様の結果であったという報告である。

(2) 介入研究（Intervention study）

介入研究とは、研究のために対象者の生活習慣や治療法を意図的に変えて比較する方法である。対象集団を2群に分け、疾病発生や予防因子

または治療法を人為的に割り付け，一定期間追跡した後にその効果を比較する。例えば，肥満（BMI 25 以上）男性の集団を2群に分け，1群には食事と運動の実践健康教育を2カ月行い，もう1群には何も行わないで，観察終了後の肥満度を比較する，という研究である。

信頼性・妥当性が確認されているストレス測定法があるとして，脳梗塞で後遺症を残した患者とその家族を後遺症の程度と患者の年齢，家族構成でほぼ一致させて2群に分け，退院時に介護者のストレス測定を行い，1群には退院時から定期的な訪問と相談窓口を設け，もう1群には何も行わず，2カ月後に介護者のストレスを測定し，定期的な訪問と相談が介護者のストレスを軽減するかどうか比較する，というのが介入研究である。

この研究方法は人為的な介入がなされる実験的要素の強い研究であるため，特に倫理面に配慮する必要がある。介入は対象者に不利益が生じる恐れがある場合には行ってはならない。また，調査の途中で対象者に危険や不利益が生じる可能性が出た場合は即中止しなければならない。実施に際しては，対象者へ十分な説明を行ったうえで，同意（インフォームド・コンセント）を得る必要がある。

1) 無作為化比較対照試験（Randomized Controlled Trial: RCT）

図 4-7 のようにある治療薬の効果を判定するために，対象集団をくじ引きなどで無作為に介入群（治療薬投与群）と対照群（偽薬投与群：プラセボ群）に割り付けて，効果を比較する研究方法である。対照群（プラセボ群）に比べて介入群の治癒率が高いかどうか追跡して確認する。治療薬の効果だけでなく，新しい治療方法，器具，リハビリや検診の効果などを比較する場合にも行われる。この方法は因果関係の検証には最も優れているとされている。RCT を実施する際には，心理的なバイアスを避けるために二重盲検法（double masked method）を使用することが多い。偽薬（プラセボ）と二重盲検法については(3)バイアスを参照していただきたい。

ある疾患の治療法やリハビリテーションの効果を評価するために，QOL 調査結果などが用いられることもある。以下に例を示す。

RCT による脳卒中後のリハビリテーション評価に QOL 尺度を加えた研究

2005 年の "*Stroke*" に新しいリハビリテーション方法の効果を RCT

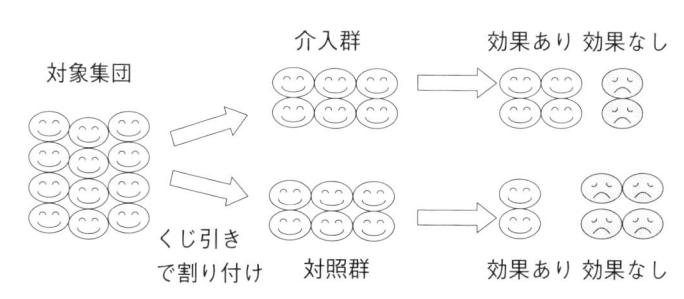

図 4-7　無作為化比較対照試験（Randomized Controlled Trial: RCT）

でQOLの改善を含めて評価している研究結果（Studenski, 2005）が掲載されている。脳卒中後に行う新しいリハビリテーション運動プログラムを開発し，介入群に12週間実施し，通常のリハビリテーションを行った対照群と比べて身体機能や日常生活機能の他にQOL（SF-36）スコアを比較し，改善があったかどうか評価した研究である。

2) 地域介入研究

個人を対象に介入研究を行うのではなく，地域を対象に介入研究を行う疫学研究もある。例えば，地域を2群に分け，1群には予防接種推進や生活習慣病予防プログラムを積極的に行い，もう1群にはこれまでどおりの活動を行い，2群で予防接種率や健診データを比較するというものである。以下に例を示す。

自殺予防の介入研究

日本で実際に自殺予防の地域介入研究が行われている（山田・高橋, 2007）。これは，自殺死亡率が高率な地域で新しい自殺対策プログラムを実施し，通常の自殺予防対策を行う対照地域と自殺企図の発生率を比較し，プログラムの効果を確認する研究である。

(3) バイアスについて

疫学研究のデータを収集する際には真の値を把握することが理想であるが，現実には誤差を伴うことが多い。誤差には偶然誤差（random error）と系統誤差（systematic error）があり（図4-8），偶然誤差は回答ミスや転記ミスなど偶然の変動で起こるもので，標本数を増やせば誤差は小さくなる。系統誤差は真の値との差に方向性のある偏りで，標本数を増やしても誤差は小さくならない。通常，真の値はわからないので，系統誤差が生じていても調査者には気づかないことがある。偶然誤差が小さいときは再現性や精度が高く，系統誤差が小さいときは測定し

偶然誤差 （random error）	系統誤差 （systematic error）
・偶然起こるもの ・真の値との差に方向性はない ・標本数を増やせば小さくなる ・偶然誤差が小さいと再現性や精度が高い	・バイアス ・真の値との差に方向性がある ・系統誤差が小さいと妥当性が高い

図4-8 偶然誤差と系統誤差

たいものに近い値が得られていて，妥当性が高いといえる。

疫学では系統誤差のことをバイアスという。バイアスは要因と結果との関連を，過大評価したり過小評価したりする。バイアスの影響を完全になくすことはできないので，バイアスをできるだけ小さくする努力をし，バイアスの存在が推定される場合には，調査者はそれによって結果が過大評価されるのか，過小評価されるのかを十分考察することが重要

である。調査を行う際は，どの段階でも常にバイアスが入り込む可能性がある。調査方法によってどのようなバイアスが生じやすいのか，研究計画の段階から検討しなければならない。疫学研究では，バイアスをコントロールし最小限に抑えることができるかどうかが研究の成否を決める。

　生体試料の測定値や身長・体重など客観的なデータと違い，特に心理測定や主観的なQOL調査を行う場合はバイアスに注意する必要がある。基本的なことだが，誘導尋問のような質問やあいまいな質問，プライベートな質問（恋愛など），答えにくい質問（収入など）はバイアスの原因となったり，回答率の低下を招いたりする。また，調査票の字が小さいと高齢者からの回答が少なくなってしまうこともある。

　バイアスの原因はさまざまであるが，大きく選択バイアス，情報バイアス，交絡，に分類される。選択バイアスと情報バイアスは分析の段階でコントロールすることができないので，研究計画を立てる段階で対策を立てる。一般に，症例対照研究ではバイアスが入りやすいので注意が必要である。

1）選択バイアス（selection bias）

　調査対象者の選択が目的とする母集団を代表していないときに起こるバイアスを，選択バイアスという。郵送調査などでは回収率が100%になることはない。対象者の属性（性，年齢等）や他の情報などがわかっている場合は回収できた人と回収できなかった人に違いがあるか検討しておくと，結果を考察する際に役に立つ。その他，調査内容によっては，その調査に好意的でない人は回答が少ないことも予測すべきである。結果を解釈するときには得られた情報だけでなく，得られなかった回答についても注意を払う必要がある。疫学調査を行う場合は，調査者自身にみえているものとみえていないものは何かを俯瞰しながら進めることになる。

a. 自己選択バイアス（self-selection bias）

　自己選択バイアスは調査対象になった人と対象にならなかった人，または症例群と対照群でその特徴が異なっているときに起こるバイアスである。ある要因に曝露している人のほうが調査への参加希望が多かったり，逆に拒否される割合が高かったりするかもしれない。また，高齢者の健康調査を健診会場で行う場合，健診会場に来られる人は比較的健康な人で，その地域の高齢者の実際の健康状態よりも良好な結果が得られるだろう。比較する一方の群を公募した人で構成すると，標本が母集団を反映しなくなることがある。例えば運動と健康との関連を分析する際に，介入群には普段から運動をしている人が多く集まってしまうということが実際に起こる。これを避けるためには，対象者を無作為に介入群と非介入群に割り付けて，バイアスを制御する。

b. 健康労働者効果（healthy worker's effect）

　健康だから仕事に就くことができるので，仕事をしている人のほうが

一般集団と比較すると健康な人が多い。職域の調査結果を考察する場合は注意が必要である。労働者と一般集団の比較や労働者を対象とした調査結果をそのまま一般集団に反映させることは避けるべきである。

c．脱落バイアス（losses to follow up）

コホート調査や追跡調査では脱落バイアスに注意が必要である。疾病に罹患したことによって追跡困難となる状況があると，結果に大きな影響を与える。例えば，ある町で健康な独居老人のADLの追跡調査を行うとする。介護が必要となった高齢者が他の町に住む家族や施設に転居し，追跡できない例が増えると，大きなバイアスが生じる。

また，病院の診療録や慢性疾患研究に登録され，長期に追跡されている患者のデータなどを用いる際，途中で治癒した患者や死亡した患者のデータが脱落し，比較的病状が一定の症例のみが集積していることがあるので，注意が必要である。

d．有病者・罹患者バイアス

疾患の臨床疫学像を有病者のデータで把握しようとした場合，すでに死亡したり回復したりした人が症例として把握できないために生じるバイアスである。

その他にもいろいろな選択バイアスがある。

2）情報バイアス（information bias）

要因や疾病の罹患に関する情報が正確でないために起こるバイアスで，思い出しバイアスや家族情報バイアス，質問者バイアスなどがある。

a．思い出しバイアス（recall bias），家族情報バイアス（family information bias）

本人や家族に過去の要因曝露を質問したときに，記憶が正確でない場合に起こるバイアスである。症例対照研究では，患者やその家族の方が過去の要因曝露を思い出しやすい傾向がある。例えば，児童の母親を対象に発達障害の調査を行うと，妊娠中の項目については症例と対照で記憶の程度が異なる場合がある。このような場合，要因と疾病との関連が高く推計されてしまう。

b．質問者バイアス（questioner bias）

面接調査などで過去の曝露情報を収集するときに，質問者が正確に情報を得ないことによって起こるバイアスである。これは，調査者が無意識のうちに症例群に過去の要因曝露を詳しく質問してしまうことによって起こる。情報バイアスを最小にするためには，質問項目を客観的な内容にする，質問者に症例か対照かわからないようにする，妥当性や信頼性の高い質問票を使用するなどの工夫がいる。

c．プラセボ効果

介入研究を行う際に，結果情報に系統的な誤りを起こすのがプラセボ効果である。この薬は効く，または治療を受けたと思っただけで症状がよくなることは多い。そのため，薬を飲んだと思っただけで起こる心理

的な効果を差し引いて，介入群と対照群を比較しなければならない。このような心理的バイアスが入ることを避けるために，対照群に対して介入群で投与する治療薬と外見上はまったく同じ偽薬（プラセボ）を用いて，対象者が自分は介入群なのか対照群なのかわからないようにして調査を行う。これを盲検化（ブラインド化，マスク化）という。プラセボ効果は観察者（調査実施者）にも起こることがある。介入群に効果が現れるはずだという思いから，症状が改善したようにみえたり，無意識のうちに投与群の対象者の回答を誘導してしまったりすることがある。このようなバイアスを避けるために，対象者にも調査者にも介入群と対照群がわからないようにして行う二重盲検法という方法がある。

3）交絡（confounding）

交絡は分析疫学で起こる特殊なバイアスで，疾病発症に関連している要因が別の要因と混在し，過大に評価されたり，逆に過小に評価されたりすることをいう。例えば，喫煙は肺がんの発症要因とされているが，女性よりも男性に喫煙率が高いので，男女にかかわらず喫煙が肺がんの要因であるのに，男性であることが肺がんと関連をしているようにみえてしまう（図4-9）。他にも年齢が交絡している例として，日常的な運動量とアルツハイマー病発症の関連を検討する場合，年齢はアルツハイマー発症のリスク要因の一つでもあり，日常の運動量とも関連している交絡因子と考えられる（米山ほか，2009）ので，対処する必要がある。

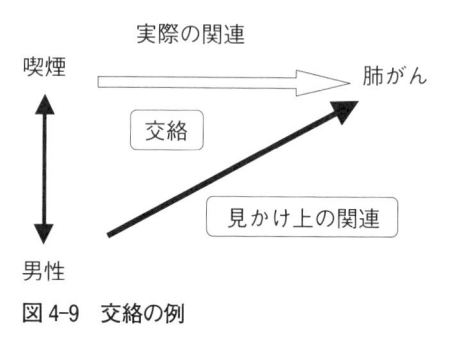

図4-9 交絡の例

交絡に対処する方法として，研究デザインの対象設定の際に行う方法が無作為（ランダム）化（randomization）や限定（restriction），マッチング（matching）で，分析の際に行うのが層別化（stratification），標準化（standardization），多変量解析（multivariate analysis）などである。

無作為化は対象を曝露群と非曝露群にくじ引きなどで無作為に割り付ける方法で，未知の交絡要因も制御できる。交絡要因の制御方法の中では最も有効とされる。限定とは交絡要因と考えられる要因の中で，ある特性にだけ限定して対象者を選定する方法であるが，限定する要因が多くなると対象者を集めるのが難しくなる。

マッチングは症例対照研究を行う際に交絡要因と疑われる要因を一致

させて，症例群と対照群のペアを作る方法である。マッチングは，調査者が未知の要因について交絡の可能性があると疑わなければ，行われない。

層別化は分析の際に交絡要因と疑われる要因で層別して影響を検討する方法で，例えば性が交絡していると考えられる場合は，男性と女性に分けておのおのの要因を分析する。

標準化は比較する集団で交絡要因の分布が同じようになるように重みづけをする方法である。例えば年齢が交絡していると考えられる場合は，直接法や間接法で年齢調整を行う。

多変量解析は数理モデルを用いて同時に多数の要因を補正する方法で，重回帰モデル，多重ロジスティックモデル，比例ハザードモデルなどがある。これらのモデルを用いる際には仮定する条件があるので，注意が必要である。

2 研究費の申請

研究を行うためには，調査票の印刷や既製調査票の使用料，調査地への往復旅費，調査員への日当，研究打ち合わせの会議費，文房具，コピー代，入力代，対象者への謝礼，郵送調査の場合の送料，生体試料を用いる場合は検査料，手数料など，さまざまな費用がかかる。その費用を調達しなければ，調査・研究は開始できないのが現実である。

(1) 研究費の種類

公的な研究費と民間の研究費の公募があり，申請額は一件につき数十万円～数億円までと幅広く，研究期間も1年間で終了するものや，5年間の研究計画で申請できるものもある。ここでは，日本の大学に所属する研究者にとって最も代表的な研究費である科学研究費補助金（文部科学省，独立行政法人日本学術振興会）を中心に説明する。

1) 科学研究費補助金（Grant-in-Aid for Scientific Research）

この研究費は，人文・社会科学から自然科学までのすべての分野にわたり，基礎から応用までのあらゆる研究を発展させることを目的とする「競争的資金」である。専門分野の複数の研究者による審査が行われる独創的・先駆的研究に対する助成金である。2009年度の総予算は1970億円で，毎年少しずつ増えている。2009年度の応募件数は138,000件，採択件数は59,000件となっている。1998年度までは文部科学省においてすべての研究種目の公募・審査・交付業務が行われていたが，1999年度より徐々に日本学術振興会へ業務が移管されている。

応募資格は文部科学省の研究者名簿に登録された研究者で，公募要領は申請する研究費によって異なる。研究費は重複して応募できる場合とできない場合が細かく規定され，翌年に規定が変更する可能性もあるので，必ず最新の情報で確認する。応募分野は看護の研究者は医歯薬学系の看護学（基礎看護，臨床看護，地域・老年看護）に応募することが多

いと思われるが，境界領域や他分野も検討すべきである。

公募が開始されるのは基盤研究（A・B・C）や若手研究（A・B）は9月で，11月初旬に受付けは終了するが，大学などではその前にとりまとめの締め切りが設けられていることが多いので，所属機関で確認が必要である。通常12月から3月まで審査が続き，4月初旬に交付内定通知がある。交付申請後の6月に交付が決定され，所属機関の大学に補助金が送金される。基盤研究などは，研究成果を研究成果報告書として学術振興会に研究計画の最終年度の翌年の6月20～30日の間に提出しなければならない。

参考までに2012年度の新規採択率は，基盤研究（A・B・C）が23.8～30.0％，挑戦的萌芽研究が29.9％，若手研究（A・B）が22.2～30.0％となっており，狭き門であるが挑戦しなければ獲得できない。

文科省科学研究費公募要領の詳細はホームページ（http://www.jsps.go.jp/j-grantsinaid/index.html）に掲載されている。下記に主な研究種目を示す。

a．特別推進研究（Grant-in-Aid for Specially Promoted Research）

国際的に高い評価を得ている研究で，格段に優れた研究成果をもたらす可能性のある研究（期間3～5年，1課題5億円程度）。

b．特定領域研究（Grant-in-Aid for Scientific Research on Priority Areas）

わが国の学術研究分野の水準向上・評価につながる研究領域，地球規模での取り組みが必要な研究領域，社会的要請の特に強い研究領域（期間3～6年，単年度あたりの目安1領域2000万円～6億円程度）

c．新学術領域研究（Grant-in-Aid for Scientific Research on Innovative Areas）

（期間5年，単年度あたりの目安1領域1,000万円～3億円程度）

d．基盤研究（S）〔Grant-in-Aid for Scientific Research (S)〕

1人または比較的少人数の研究者が行う独創的・先駆的な研究（期間原則5年，1課題5000万円以上2億円程度まで）

e．基盤研究（A・B・C）〔Grant-in-Aid for Scientific Research (A) or (B) or (C)〕

1人または複数の研究者が共同して行う独創的・先駆的な研究（期間3～5年，応募額によりA・B・Cに区分），(A) 2000万円以上5000万円以下，(B) 500万円以上2000万円以下，(C) 500万円以下

f．挑戦的萌芽研究（Grant-in-Aid for challenging Exploratory Research）

独創的な発想に基づく，挑戦的で高い目標設定を掲げた芽生え期の研究（期間1～3年，1課題500万円以下）

g．若手研究（S）〔Grant-in-Aid for Young Scientists (S)〕

42歳以下の研究者が1人で行う研究（期間5年，おおむね3000万円以上1億円程度）

h. 若手研究（A・B）〔Grant-in-Aid for Young Scientists (A) or (B)〕
　39歳以下の研究者が1人で行う研究（期間2～4年，応募総額により A・B に区分），(A) 500万円以上3000万円以下，(B) 500万円以下

i. 研究活動スタート支援（Grant-in-Aid for Research Activity start-up）
　研究機関に採用されたばかりの研究者や，育児休業などから復帰する研究者らが1人で行う研究（期間2年以内，単年度あたり150万円以下）

j. 奨励研究（Grant-in-Aid for Encouragement of Scientists）
　教育・研究機関の職員，企業の職員またはこれら以外の者で科学研究を行っている者が1人で行う研究（期間1年，10万円以上100万円以下）

2) 厚生労働科学研究費補助金

　厚生労働省にも公募研究費助成金がある。厚生労働省の研究事業は行政政策研究分野，厚生科学基盤研究分野，疾病・障害対策研究分野，健康安全確保総合研究分野などで公募され，看護の研究も多く採択されている。毎年11～12月に公募があり，翌年の2～3月に評価委員会が開催され，採択課題が決定する。詳しくは厚労省の HP（http://www.mhlw.go.jp/seisakunitsuite/bunya/hokabunya/kenkyujigyou/index.html）を参照していただきたい。

3) その他の助成金

　年間を通して，多くの民間研究助成金の公募がある。HP など（UMIN 公募情報 http://www.umin.ac.jp/find/）で最新の公募情報などを入手するとよい。

4) 研究成果の報告，謝辞

　研究費で学術雑誌などに研究成果を発表した場合は，Acknowledgment（謝辞）にその研究費により得た研究成果であることを表示しなければならない。下記は文科省科研費の場合の表示例であるが，厚労省科研費にも表示形式があるので，おのおのの研究費で確認が必要である。
　（和文）　本研究は科研費（8桁の課題番号）の助成を受けたものである。
　（英文）　This work was supported by KAKENHI（8桁の課題番号）

(2) 研究費申請書の書き方

　どのような研究費でも記載項目はほぼ共通している。研究目的，研究計画・方法，研究業績，これまでに受けた研究費とその成果，倫理面への配慮，人権の保護および法令などの遵守への対応，研究経費の明細，他に応募している研究費などである。

3 研究計画の作成と倫理審査

　研究を実施するためには，最初に，何を知りたいのか目的を明確にする。その目的を遂行するために，どのような方法で行い，それによって具体的にどのような結果が得られるかを考え，対象者や実施時期を決める。そして，研究計画がほぼ固まり，必要な研究費を得て，調査を実施する目処がついたら，その前に倫理審査を受け，承認を得てから実施することになる。

(1) 研究計画

　研究計画書には，目的，調査対象者，対象人数（サンプルサイズ），調査期間，インフォームド・コンセントの受領方法，個人情報保護，どのように情報公開するか（調査を実施していることを周知する方法を明記する），対象者への結果還元方法，研究成果が社会にどのように貢献するか，ということを記載する。研究計画で実現可能性が高いかどうかが評価される。

1) 目的
　コホート研究なら，ある疾患の死亡リスクを計算したいのか，罹患リスクか，または，ある疾患についてある症状の出現リスクを知りたいのかなどを決める。

2) 対象
　目的によって，どういう人を対象とするかを決める。例えば性，年齢など（男性だけにするか，30歳以上にするかなど）。

3) 対象人数（サンプルサイズ）
　コホート研究の場合，死亡率や罹患率（またはある症状の発現リスク）などによって対象人数（サンプルサイズ）を決める。介入研究を行う際に2群で比較する結果が血液検査や身体測定結果の平均値で t 検定を用いる場合に，その分布が正規分布に従うときは，2群の予測平均値，標準偏差などから必要症例数（サンプルサイズ）を算出する。

4) 調査期間
　対象人数や調査のマンパワーによって，調査にかかる期間を決める。生活習慣病のコホート研究の場合，追跡期間は数十年になることもある。ただし，コホート研究で曝露から数十年以上かかって100万人に1人発症するようなまれな疾患などは実施しないほうがよい。

(2) 倫理審査

　研究者は疫学研究を実施しようとするときは，研究計画について研究機関の長の許可を受けなければならない。研究機関の長は研究者からこの許可を求められたときは，倫理審査委員会の意見を聴かなければならない。倫理審査委員会は，研究機関の長から研究計画が疫学の倫理指針に適合しているか否か，その他疫学研究に関し意見を求められた場合に

は倫理的観点および科学的観点から審査し，文書により意見を述べなければならない，とされている。

1) 倫理審査申請書

倫理審査申請書の形式は所属機関によって異なるが，基本的には下記のような内容の記載が求められる。

① 課題名
② 研究の種類
　例）治験，薬物治療，薬の臨床使用，用具の臨床使用，用具，新規術式，その他の治療法，診断法，病態解析，疫学研究，ヒトゲノム
③ 審査分類
　例）国内で実施，海外で実施，国内・海外で治験中，過去より所属機関で使用・実施されてきたもの，文献などで臨床使用の報告のあるもの，ヒトへの適応のデータのないもの
④ 審査対象
　・実施計画（方法などを含む）　・研究成果の公表
⑤ 遺伝子解析研究の有無
⑥ 分担研究者名および所属・職名
⑦ 研究などの概要
⑧ 研究の対象，期間および実施場所
　・対象，対象者の数，研究期間，実施場所
⑨ 研究などにおける医学倫理的配慮について
　・研究などの対象となる個人およびその家族などの関係者に対する人権の擁護
　・研究などの対象となる個人およびその家族などの関係者に対し理解を求め，同意を得る方法
　・研究などによって生ずる個人およびその家族などの関係者に対する不利益ならびに医学上の貢献の度合いの予測
　・その他
⑩ 研究計画書
⑪ 研究助成金の種類
⑫ 添付書類
　使用する調査票，申請者が研究分担者であって，同研究について研究代表者が所属機関で倫理審査を受けている場合はその承認書の写しを提出する。

(3) 疫学研究に関する倫理指針

看護研究では疫学研究のほかに臨床研究を行う研究もあるが，心理測定をテーマとした看護研究では疫学研究に関する倫理指針を参照することが多いであろう。疫学研究を行う際には多くの個人情報を含む資料を用いることが多いので，隅々まで目を通しておくことを勧める。

文部科学省および厚生労働省が2002年6月（2008年12月一部改正）

に共同で策定した「疫学研究に関する倫理指針」は，ホームページ（http://www.niph.go.jp/wadai/ekigakurinri/）で参照できるようになっている。疫学研究に関する倫理指針は，法律の規定に基づき実施される調査，資料としてすでに連結不可能匿名化されている情報のみを用いる疫学研究，手術，投薬などの医療行為を伴う介入研究については対象としていない。

1) 研究者が遵守すべき基本原則

疫学研究に関する倫理指針は，研究者が遵守すべき基本原則として冒頭に「疫学研究者は研究対象者の個人の尊厳及び人権を尊重して疫学研究を実施しなければならない」，「科学的合理性及び倫理的妥当性が認められない疫学研究を実施してはならず，疫学研究の実施に当たっては，この点を踏まえた研究計画を立案しなければならない」と述べている。そして，「研究計画は研究機関の長の許可が必要」，「個人情報の保護」，「インフォームド・コンセントの受領」，「研究成果の公表」も基本原則となっている。

2) インフォームド・コンセント

疫学研究を実施する際には，調査対象者に調査の目的をわかりやすく説明することはいうまでもないが，調査で得られた情報は調査の目的以外に利用することはないこと，また，調査結果は全体の結果として公表するので個人が特定されることはないこと，調査に参加するかしないかは自由に選択でき，調査に参加しなくても対象者に不利益にはならないこと，調査項目の中に答えたくないことがあれば答えなくても構わないこと，わからないことがあれば問い合わせできることを伝えておくことが大切である。

調査者が対象者からインフォームド・コンセントを受ける手続きは介入研究の場合と観察研究の場合，さらに人体から採取された試料を用いる場合と用いない場合，試料の採取が侵襲性を有する場合と有しない場合でおのおの定められている。

看護の心理測定研究を行う場合，人体から採取された試料を用いる機会は少ないかもしれないが，近年唾液や血液成分中のストレスマーカーなどを測定し，主観的なストレスを調査票で測定し，その関連を確認する研究なども行われているので，以下にすべての場合を記載する。

a. 介入研究の場合

① 人体から採取された試料を用い，試料の採取が侵襲性を有する場合（例：採血など）：文書によって説明し，文書により同意を受けることが原則である。

② 人体から採取された試料を用いるが，試料の採取が侵襲性を有しない場合（例：唾液，尿，便，ハサミで切った髪の毛数本，伸びて切った爪，自然に抜けた歯など）：インフォームド・コンセントを受けることが原則であるが，文書による説明と，文書による同意を

受ける必要はない。ただし，研究者は説明の内容と受けた同意に関する記録を作成しなければならない。

③　人体から採取された試料を用いないで，個人単位で行う介入研究の場合（例：ある健康教育による行動変容や運動による肥満またはストレス解消の効果を測定）：インフォームド・コンセントを受けることが原則であるが，文書による説明と，文書による同意を受ける必要はない。ただし，研究者は説明の内容と受けた同意に関する記録を作成しなければならない。

④　人体から採取された試料を用いないで，集団単位で行う介入研究の場合（例：地域の禁煙指導による喫煙率の変化）：インフォームド・コンセントを受けることは必ずしも要しない。研究者は研究実施についての情報を公開し，研究対象となる者が研究対象者となることを拒否できるようにしなければならない。

b. 観察研究の場合

①　人体から採取された試料を用い，試料の採取が侵襲性を有する場合：文書によって説明し，文書により同意を受けることが原則である。

②　人体から採取された試料を用いるが，試料の採取が侵襲性を有しない場合：インフォームド・コンセントを受けることが原則であるが，文書による説明と，文書による同意を受ける必要はない。ただし，研究者は説明の内容と受けた同意に関する記録を作成しなければならない。

③　人体から採取された試料を用いないで，既存資料以外の情報に係る資料を用いる場合（例：面接や調査票による心理測定や生活習慣調査など）：インフォームド・コンセントを受けることは必ずしも要しない。研究者は研究実施についての情報を公開し，研究対象となる者が研究対象者となることを拒否できるようにしなければならない。

④　人体から採取された試料を用いないで，既存資料などのみを用いる場合（例：診療録調査など）インフォームド・コンセントを受けることは必ずしも要しない。研究者は研究実施についての情報を公開しなければならない。

c. 代諾者からのインフォームド・コンセント

対象者が認知症であったり死者であったり，16歳未満のときなどのようにインフォームド・コンセントを受けることが困難である場合は，倫理審査委員会の承認を得て，研究機関の長の許可を受けたときに限り代諾者（対象者の意思や利益を代弁できると考えられる者）からインフォームド・コンセントを受けることができる。

(4) 研究結果を公表するとき

個々の研究対象者が特定されないようにしなければならない。例えば，Aさんの心理テストの結果は10点でした，というような公表はしてはならない。ある心理テストで5点以上の人は全体の何％であった，

と公表する。

(5) 臨床研究に係る利益相反

近年は，倫理審査申請時に「臨床研究に係る利益相反」に関する自己申告書の提出を求める大学も増えている。このような大学では，倫理審査を受ける研究課題が，企業など営利を目的として活動する組織・団体との共同研究もしくは受託研究によるものである場合は，共同研究などの相手先名称記載のほかに，以下のような届けを求めるケースが増えている。

1) 利益相反に関する自己申告の届け
① 共同研究，受託研究，学術指導奨学寄附金の受け入れ，などが年間に100万円以上の場合。
② 一企業または一団体からの年間100万円以上の個人収入の有無。
③ 相手企業などの公開株式の5％以上を保有，未公開企業の場合は1株以上の保有の有無。
④ 企業・団体からの無償の役務提供の有無
⑤ 企業・団体からの無償での機材などの提供の有無

4 研究の実践とその後

調査計画ができたら，実施の前に調査対象者に調査の概要，目的，方法，結果還元の方法をわかりやすく説明し，調査参加への同意を受ける。調査を実施し情報を得る。得られた情報は漏洩しないように特段の注意を払い，管理する。調査データを解析する。

(1) 情報公開

疫学研究に関する倫理指針では，人体から採取された試料を用いないで，集団単位で行う介入研究の場合や，既存資料以外の情報に係る資料を用いる観察研究（例：面接や調査票による心理測定や生活習慣調査など）の場合はインフォームド・コンセントを受けることを必ずしも要しないが，研究者は研究実施についての情報を公開し，研究対象となる者が研究対象者となることを拒否できるようにしなければならない，としている。情報公開や周知方法は調査者が適切な方法を考えなくてはならない。また，対象者の拒否の機会を保障するためには，その窓口を作っておく必要がある。具体的には，調査会場に調査内容についてのポスターを掲示，または冊子を配布する，インターネット上にホームページを開設するなどの方法が考えられる。

(2) 結果の公表

調査結果は，広く地域の健康づくりや社会に役立てるために公表する。公表の方法は，報告書を作成して印刷する，学会で発表する，学術雑誌へ投稿する，インターネット上にホームページを作成して掲載するなどの方法がある。生活習慣病の大規模コホート研究班ではホームページに調査の目的や方法，学術雑誌に掲載された成果（論文）を図表入り

で，一般の方がみてもわかりやすくていねいに説明しているので，参照されたい。

文部科学省科学研究費がん特定領域大規模コホート研究（JACC study）ホームページ http://www.aichi-med-u.ac.jp/jacc/index.html

(3) 対象者への結果還元

研究対象者は研究協力者でもある。できるだけ結果を還元できるようにすることが研究者の責務である。調査者と対象者が研究成果を共有することによって，研究に対するさらなる理解と協力が得られる可能性がある。そのためにも，どのように結果を還元するのか，調査の研究計画を立てる段階で決めておき，調査開始時に対象者に明示しておくことが望ましい。

(4) 社会に対する成果の還元

研究の成果を広く社会に役立てるために公表することも研究者の責任であり，役割である。研究成果を目に見える形で還元することによって，研究はより社会の理解と信頼を得て，発展していくことになるだろう。

参考文献

Basu, N, et al. 2010 A principal contributor to impaired quality of life in ANCA-associated vasculitis. *Rheumatology* **49**, 1383-1390

イチロー・カワチ，ほか　2004　不平等が健康を損なう．第三章 繁栄と健康　日本評論社　pp.41

稲葉 裕・黒沢美智子，ほか　2006　ベーチェット病のQOL調査経過報告．厚生労働科学研究費補助金難治性疾患克服研究事業 ベーチェット病に関する研究　平成17年度総括・分担研究報告　78-86

JACC study：http://www.aichi-med-u.ac.jp/jacc/index.html（2013.2.21現在）

JPHC study：http://epi.ncc.go.jp/jphc/（2013.2.21現在）

Haukkala, A., Konttinen, H., Laatikainen, T., Kawachi, I., et al. 2010 Hostility, anger control, and anger expression as predictors of cardiovascular disease. *Psychosom Med* **72**, 556-562

小泉弥生，ほか　2004　都市在住の高齢者におけるソーシャル・サポートと抑うつ症状の関連性．日本老年医学会雑誌　**41**，426-432

国立感染症研究所感染症情報センター（http://idsc.nih.go.jp/disease/measles/2010pdf/meas10-05.pdf）より抄出

福原俊一・鈴鴨よしみ編著　2004　健康関連QOL尺度SF-36v2日本語版マニュアル．NPO健康医療評価研究機構

宮崎隆穂，ほか　2004　知覚されたソーシャルサポートと免疫系の関連．心身医学　**44**，656-660

総務省統計局・政策統括官・統計研修所国勢調査e-ガイド メッシュによる高齢者分布の推移（http://www.stat.go.jp/data/kokusei/2010/kouhou/useful/u02_z24.htm）

Studenski, S., et al. 2005 Daily functioning and quality of life in a randomized controlled trial of therapeutic exercise for subacute stroke survivors. *Stroke* **36**, 1764-1770

Tsutsumi Akizumi 2005 Psychosocial Factors and Health: Community and Workplace Study. *Journal of Epidemiology* **15**, 65-69

山田光彦・高橋清久　2007　自殺対策のための戦略研究．医学のあゆみ　**221**，233-236

米山直裕，ほか　2009　研究デザインの妥当性．老年精神医学雑誌　**20**，

4章 疫学研究のデザインと進め方

第5章 データ解析法

豊川智之

　心理測定により得られたデータを処理するプロセスが「データ解析」である。その目的は，統計学的手法を用いて，研究者が観察した事象が偶然（たまたま）起こったことではないことを，客観的根拠をもって示すことである。「統計学が苦手なので量的研究をしない」という姿勢は慎まなければならない。ここでは，データの取り扱い，研究内容に対応した統計手法，統計パッケージの使用法などを述べる。

5 データ解析法

1 はじめに

データ解析の目的は，データを用いて研究仮説を検証し，論文や学会などに報告する研究結果を得ることである。データ解析には，疫学や統計学に基づいたソフトウェア上での解析処理が求められる。そこで，本章ではデータの入手から図表作成までのデータ解析の流れ（図5-1）と解析処理について俯瞰的に紹介する。

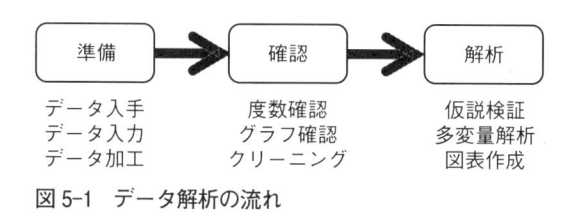

```
準備        →    確認        →    解析
データ入手        度数確認          仮説検証
データ入力        グラフ確認        多変量解析
データ加工        クリーニング      図表作成
```

図5-1 データ解析の流れ

2 データの準備

分析に用いるデータは，質問紙（アンケート）や問診票などの紙媒体と，すでにパソコンに入力された電子媒体がある。紙媒体のデータ解析で必要となるデータ入力から説明する。

(1) データの入力

Excelなどのデータシート（スプレッドシート）への入力は，1人につき1行（横），質問（変数）一つにつき1列（縦）が基本である（図5-2）。1人が2回以上くり返し測定される場合，くり返し数を指定して1人につき複数行で入力することも可能だが，1人1行で入力した方が分析時に扱いやすいことが多い。

職種や性などの名義尺度や主観的健康感などの順序尺度でカテゴリ数が多くない場合，数値を割り振って入力する。例えば職種の場合，会社員なら1，公務員なら2，自営業なら3などと決める。選択肢番号と一致させると，解析時に質問紙を眺めながら分析できる。

複数回答可能な選択肢の場合，選択肢ごとにYes（はい）なら1，No（いいえ）なら0（または2）を入力する。図5-2の「複数回答」例の1行目の回答は，選択肢すべてに「はい」，2行目は選択肢2と4に「はい」と回答した例である。右の例は複数回答の悪い入力例（一つのセルに全回答を入力した例）である。

id	名前	職	性	身長	主観的健康感
		1：会社員 2：公務員 3：自営業	1：男性 2：女性		1：とてもよい 2：ややよい 3：どちらでもない 4：やや悪い 5：とても悪い
10001	○○○○	1	1	173	1
10002	□□□□	1	2	156	3
10003	△△△△	2	2	162	2

選択肢1	選択肢2	選択肢3	選択肢4
1	1	1	1
0	1	0	1
1	0	0	0
⋮	⋮	⋮	⋮

複数回答のデータ入力例

選択結果1-4
1111
0101
1000
⋮

複数回答入力の悪い例

図5-2 データの入力例

　無回答などの欠損値については，空白，ピリオド，特定の値（99や999など）を入力する方法がある。空白は，欠損値が未入力あるいはキーボード誤操作による削除と判別がつかない。ピリオドはソフトウェアの自動認識で数値データを文字データと誤認されることがある。99を採用した場合，欠損値と認識されずに分析されてしまう恐れがある。それぞれの特徴とソフトウェアでの処理をふまえて選択する。なお，看護研究でよく用いられる代表的な統計ソフトウェアであるSAS EGとSPSS（後述）の欠損値入力はピリオドが標準である。

(2) **電子化されたデータの入手**

　インターネットやDVDなどの電子媒体によって電子化されたデータが入手できる（表5-1）。入力作業が省略でき，研究の独創性によっては有効なデータとなる。

　政府や地方自治体では，行政的調査により得られたデータセットをウェブサイト上に公開している（表5-1）。政府統計を公開しているe-Statには，国勢調査をはじめ，人口動態調査や国民生活基礎調査など保健に関する情報が含まれている。例えば，国民生活基礎調査では年齢階級別の有訴者率や通院者率を得ることができる。大学や研究機関が行った調査にもダウンロード可能なものがある。

(3) **インターネット調査**

　インターネット上での質問調査は，音声や動画，アニメーションなどのほか，複雑な回答設定など，紙媒体では困難な手法を用いることができる。モバイルと通信を組み合わせることで，測定地点の制約も少なくなってきている。インターネット調査会社を利用することで，質問画面の作成が依頼でき，データベースの中から性や年齢，職業などの特定の対象者に集中した調査ができる。特異的なサンプリングバイアスはあるものの，効率的な調査方法の1つとなっている。

表5-1 インターネット上に公開されているデータセット

官公庁による公開データ
    政府　　　　　　　　　　http://www.e-stat.go.jp/SG1/estat/eStatTopPortal.do
    東京都　　　　　　　　　http://www.toukei.metro.tokyo.jp/index.htm
    国立感染症研究所　　　　http://idsc.nih.go.jp/index-j.html
    警察庁　　　　　　　　　http://www.npa.go.jp/toukei/index.htm
社会調査アーカイブ
    東京大学　SSJ　　　　　　http://ssjda.iss.u-tokyo.ac.jp/
    大阪大学　SRDQ　　　　　http://srdq.hus.osaka-u.ac.jp/
    札幌学院大学　SORD　　　http://www.sgu.ac.jp/soc/sordhp/main.htm
    ミシガン大学　ICPSR　　　http://www.icpsr.umich.edu/icpsrweb/ICPSR/
    エセックス大学　UKDA　　http://www.data-archive.ac.uk/

（佐藤博樹，石田浩，池田謙一：社会調査の公開データ―2次分析への招待，東京大学出版会，2000 参照）

(4) 分析用データの作成

入力したデータや入手したデータ（以下，生データとする）から，統計ソフトウェアで読み取り可能な分析データを作成する（図5-3）。必要に応じて，①変数名設定，②欠損値処理，③ファイル形式の変更，を行う。欠損値についてはデータ入力の項を参照していただきたい。

統計ソフトウェアにインポートするデータは，1行目は変数名，2行目以降をデータとする。変数名の設定は，半角英数制限，文字数，数字から開始できないなど統計用ソフトウェアごとに制約がある（87頁表5-5，94頁表5-6）。変数名は他の共同研究者との共有や分析中断後の思い出しを配慮し，わかりやすいものがよい。個人名や自由記載などの，カテゴリにまとめて数えられないデータ項目は分析データからは削除する。

(5) 分析データの統計ソフトウェアへの取り込み

分析データの準備が済んだら，統計用ソフトウェアを立ち上げ，データインポート機能を用いてデータファイルを取り込む。Excelでデータセット全体をコピーし，統計ソフトウェアのデータシートに直接貼り付けられることがある。

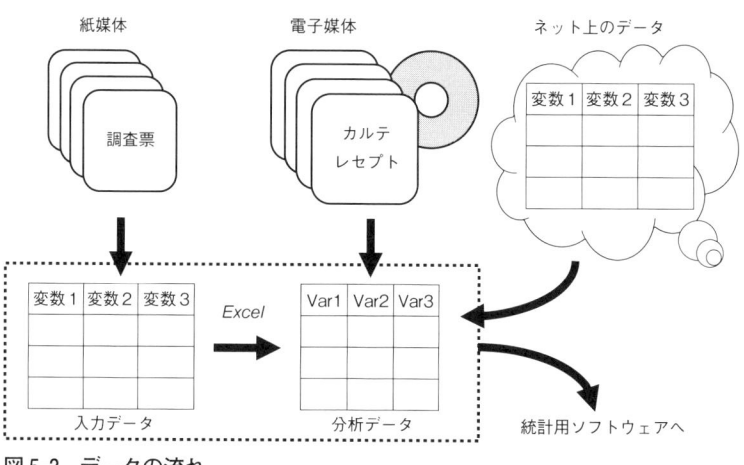

図5-3 データの流れ

3 データの分布の確認（記述統計）

　データ解析は分布の確認，すなわちデータの個数（度数）を数えることから始める。個数を数える際に，カテゴリ数が多い場合や連続変数の場合は，大きなカテゴリにまとめてから数える。結果は度数分布表にまとめ，棒グラフを作成し視覚的にデータの分布を確認する。比率尺度および間隔尺度などの連続変数の特性に従い，グラフの間隔を詰めたヒストグラムを作成する。ヒストグラムの形状が両側に裾野が均等に伸びた山型であれば正規分布をしているといえる。正規分布の確認（正規性）は統計学的検定（コルモゴロフ・スミルノフの検定やシャピロ・ウィルクの検定）によっても検討でき，そのP値が0.05未満だと正規分布に従わないと判定される。

　連続変数の分布の確認には，平均値，中央値，最大値，最小値，標準偏差，四分位範囲などの要約統計量を用いて定量的にも行う。各変数の分布の確認に次いで層別分析を行う。例えば男性と女性に分けて分析を行う。性・年齢階級別の分析など，同時に二つ以上の変数を用いた分析も行う。

　データの分布の確認作業では，観測されえない値からデータの誤りが検出できる。層別分析では，矛盾のある回答の組み合わせがみつかる。これらの原因については回答者の誤りだけでなく，入力や処理における研究者の誤りが考えられ，元のデータに戻り原因を確認し，可能な限り修正する。分析データの誤りがみつかると再分析しなければならないため，データの分布の確認作業は必ずデータ解析の最初に行う。しかし，データの確認作業には限界があり，実現可能な値や組み合わせでのミスはみつけられない。

　データ解析により，個人データが特定される恐れがある。最大値や最小値などは個人の値がそのまま露出するため，少数の対象集団では，特定の個人の体重がわかってしまう。散布図なども個人のデータが直接示されるので注意が必要である。度数分布表も，度数が少ない場合に個人が特定される恐れがある。層別分析で各層の分析者数が減る場合も，個人が特定できる可能性が増す。以上のような注意点をもとに，公開する値は統計処理され個人が特定できない情報に限定する。

4 データ解析

　データ解析では，データ，仮説，解析手法，結果（因果の"結果"と区別するため，報告する分析"結果"を以下"リザルト"とする）が適切に結びついていることが求められる。ここでは，まず研究仮説について分類し，仮説に対応した解析手法とそれに必要なデータセット，まとめとして用いられる典型的なリザルトの表と図を示し，分析の流れを説明する。

(1) 研究仮説

研究仮説は独創性にあふれ多様であるが，心理尺度を用いた一般的な看護研究に絞ればある程度類型化できる。代表的な研究仮説とそれに対応する仮説グラフには，次のようなものが挙げられる（図5-4）。

① 平均値や比率の差を検証する研究（グループ比較・前後比較）
② 二つの測定値の比例関係を検証する研究
③ 死亡や発症までの時間経過の差を検証する研究
④ 抽象的な概念との結びつきを検証する研究

①から③は，結果事象として疾病などの健康事象発症・死亡・有病ストレス反応などを一つ定め，その原因事象（生活習慣，ストレッサーなど）と考えられる要因との関連性を検証する研究といえる。④は，結果を一つの事象に定めることなく，複数の観測事象の結びつきを抽象的な概念を交えつつ検証するものである。なお，説明で用いる「要因」という言葉は，仮説に応じて処置や特性，曝露などと読み替えることができる。

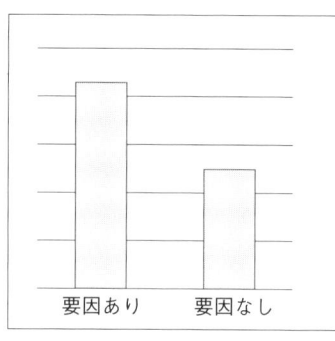

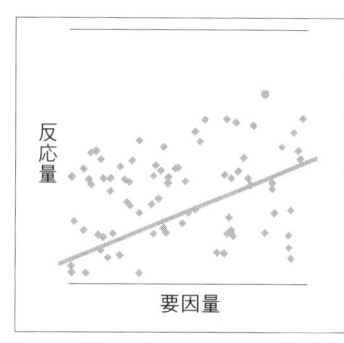

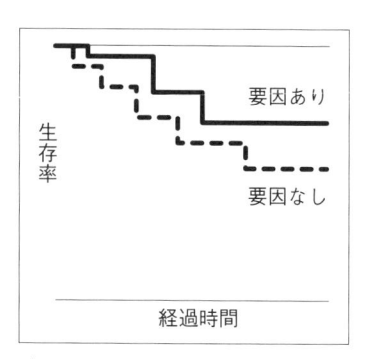

1) 平均値や比率の差
2) 二つの測定値の比例関係
3) イベント発生までの時間の差
4) 抽象的な概念の結びつき

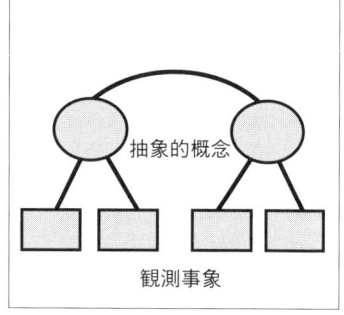

図5-4　代表的な仮説グラフ

1) 平均値や比率の差を検証する研究

差を検証する分析は，結果と要因の指標設定によって六つに分けられる（図5-5）。まず，上段の三つのグラフは，各要因における結果の指

標の"平均値"を比較する．下段のグラフは，各要因で結果（疾病）「あり」と答えた者の"比率"を比較する．これらのグラフの見かけは似ているが，データ解析の処理が異なる．

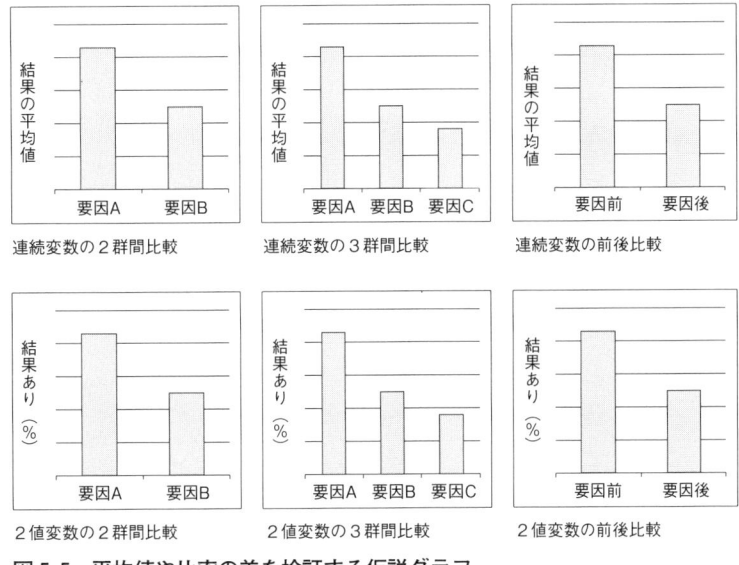

図 5-5 平均値や比率の差を検証する仮説グラフ

a．二つの要因間の平均値の差の比較分析（図 5-6）

要因の違いによって結果の指標平均値に差があることを示す研究である．この分析に必要なデータは，1人につき結果を示す連続変数が一つと要因（あり・なし）を示す二つの値（0と1，1と2など）からなる2値変数である．

リザルトでは，標本数と平均値，標準誤差を要因ごとに求め，平均値の差が0（二つの要因間で平均値に差がない）という帰無仮説において今回観察された差が生じる偶然確率を評価するP値を示す．P値について意訳すると，本当は差がないのに，使ったデータではたまたま差が生じた確率ともいえる．P値が小さいときに（通常，0.05以下），たまたまでは生じない有意な差があると判定する．もちろん，判定を誤る可能性（αエラー）は残るが，それは統計学的に5％以下であると考えられる．

P値算出には，対応のない2群間の平均値の差の検定のt検定を用い

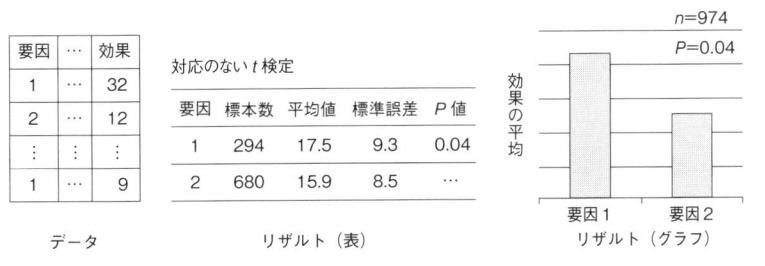

図 5-6 二つの要因間の連続変数を比較する際の解析の流れ

る。比較する2群の分散が同じ（違いが小さい）場合と差がある場合では，用いるt検定が異なる。等分散性の判定は，F検定かグラフによる視覚的判断によって行われる。F検定が$P<0.05$のとき，等分散を仮定しないt検定を用いる。

サンプルが少なく平均値が各グループの代表値として適切とは考えにくい場合，ノンパラメトリック検定としてウィルコクソンの順位和検定によるP値により判定する。その他に中央値の検定もある。リザルトでは，要因ごとに平均値などの分析に用いた代表値を示し，検定結果（P値）を示す。また，分析手法や標本数（n）を示す。

b. 三つ以上の要因群の平均値の差の比較分析（図5-7）

この分析に必要なデータは，1人につき結果を示す連続変数が一つと比較する要因を示す三つ以上の値（1と2と3など一つおきであること）からなる離散変数である。統計処理は，2グループのときと同様に標本数と平均値，標準誤差を求める。

要因	...	結果
1	...	32
3	...	9
:	:	:
2	...	19

データ

分散分析

要因	標本数	平均値	標準誤差	P値
1	112	17.2	9.0	0.04
2	114	14.8	8.0	...
3	336	17.2	9.2	...

リザルト（表）

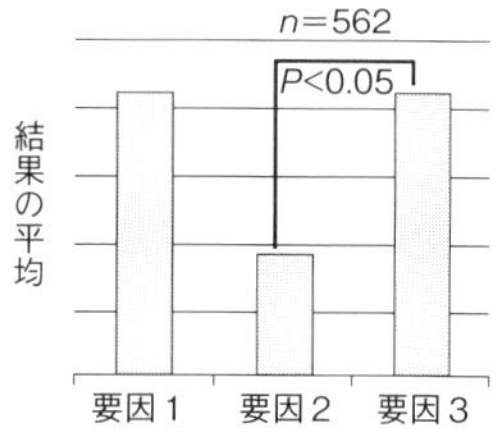

リザルト（グラフ）　$n=562$　$P<0.05$

図5-7　三つ以上の要因間の連続変数を比較する際の解析の流れ

3グループ以上の平均値の比較の場合，分散分析（ANalysis Of VAriance；ANOVAと呼ばれる）を用いてP値を求める。ノンパラメトリック検定を行う場合，クラスカル・ウォリスの検定を用いる。分散分析の帰無仮説は「3群の平均値に差がないこと」であるため，有意差が認められても特定のグループが高かったとは解釈できない。特定のグループの平均値が高いことを示すには，多重比較を用いて追加的に検定する。多重比較の検定法として，ボンフェローニ法，トゥーキー法，ライアン法や，シェッフェ法などがある。図5-7では要因2と3の間に有意差（$P<0.05$）が示されている。

c. 処置の前後での平均値の差の比較分析（図5-8）

要因としての処置の前後で結果指標に差があることを示す研究である。この分析に必要なデータは，1人につき処置前と処置後の状態を評価する二つの連続変数である。同一の対象者が2回以上測定されたデータを「対応のあるデータ」または「パネルデータ」とも呼ぶ。データセットは他の分析同様に1人1行で入力する。

統計処理は，処置前後の差の平均値とその標準誤差を求める。処置前と処置後のそれぞれの平均値を示すこともある。差の平均値が0であるという帰無仮説に対して対応のあるt検定を行う。ノンパラメトリック検定を用いる場合は，符号付き順位和検定を用いる。なお，対応のある

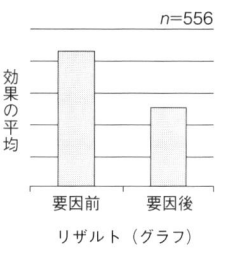

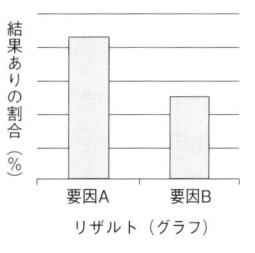

図 5-8 連続変数の前後を比較する際の解析の流れ

データの 3 群（3 時点）以上の比較には，反復測定分散分析，混合効果モデルを用いる．ノンパラメトリック検定にはフリードマン検定を用いる．介入しなかった群の前後測定との比較には，反復測定分散分析や混合効果モデルなどを用いる．

d. 比率の差を検証する研究（図 5-9）

要因の違いによって結果（発症・死亡・有病・ストレス反応）があった者の比率に差があることを示す研究である．この分析に必要なデータは，1 人につき要因（あり・なし）を示す 2 値変数と結果（あり・なし）を示す 2 値変数である．2 値より多い離散変数や連続変数のデータは，2 値変数に再カテゴリすればここで紹介する方法で分析できる．3 カテゴリ以上の分析方法は後述する．

図 5-9 二つの要因間の 2 値変数を比較する際の解析の流れ

統計処理はクロス集計表を作成する．要因群ごとに発症・死亡などの結果の有無について，度数とその割合を示す．P 値算出には χ^2 検定を行う統計学的なアプローチと疫学的な指標〔リスク比（相対危険度），リスク差（寄与危険度），オッズ比〕によるアプローチがある．クロス集計表の人数の分布がどこか 1 つでも少ないときは，Fisher の正確検定を用いる．

データがコホート研究または介入研究によって得られた場合は，リスクを求めリスク比あるいはリスク差といった効果の指標により評価する．リスク比は 0.0 以上の値をとる指標であり，1.0 では 2 要因間に差がなく，1.0 より大きいとリスクが高く，1.0 より小さいと，予防的である．これらの数値は，変数の割り振りによってリスク比の結果が逆転

してしまう。例えば，要因ありとなしをそれぞれ1と0とした場合と，1と2とした場合では結果が逆転する。統計ソフトウェアにより得られたリスク比は，そのまま解釈すると間違える恐れがある。結果の変数の割り振りも同様である。データ解析で得られた値はクロス集計表で解釈が正しいことを確認し，必要に応じてデータの割り振りを修正する。

リスク差は，0.0のときに差がないことを示し，正の値ではリスクが高く，負の値ではリスクが小さいことを示す。リスク比と同様に変数の割り振りの影響を受けるため，正の値をとるときにリスクが高いことを示すように変数を設定するほうが理解しやすい。

データが症例対照研究によって得られた場合は，オッズ比を求める。オッズ比もリスク比と同様に変量の割り振りの影響を受ける。オッズ比は，まれな疾患の場合にリスク比の推定値となる。データが横断研究により得られた場合は，仮想的に症例対照研究とみなして分析を行う。

これらの検定には，クロス集計表の検定や χ^2 検定，あるいは多重ロジスティック回帰分析を用いる。リザルトには P 値ではなく，95%信頼区間を用いることもできる。差のないことを示す値（オッズ比なら1.0）が95%信頼区間に含まれない場合に，有意な関連があると判定する。

e. 三つ以上のカテゴリを要因の変数として用いた場合（図5-10）

クロス集計表で三つ以上のカテゴリを有する要因の場合，一つの対照カテゴリを選び，残りの要因カテゴリごとに効果の指標を計算する。この例では，オッズ比は「要因3」を対照として計算している。「要因3」のオッズ比はそれ自身を対照として計算するため，$(225 \times 109) \div (225 \times 109) = 1.0$ となる。論文などでオッズ比が1.0で，その95%信頼区間が未表示なら対照カテゴリと解釈できる。「要因1」および「要因2」のオッズ比は対照とのクロス表分析として，それぞれ $(78 \times 109) \div (33 \times 225) \fallingdotseq 1.15$，$(95 \times 109) \div (19 \times 225) \fallingdotseq 2.42$ となる。

三つ以上のカテゴリからなる要因変数をそのまま独立変数に指定して多重ロジスティック回帰分析を行うと，一つのオッズ比が計算される。

χ^2 検定

要因	結果あり	結果なし	χ^2	P値
1	78	33	10.63	0.005
2	95	19	…	…
3	225	109	…	…

オッズ比

要因	結果あり	結果なし	オッズ比	95%信頼区間
1	78	33	1.15	0.72-1.83
2	95	19	2.42	1.41-4.17
3	225	109	1.00	…

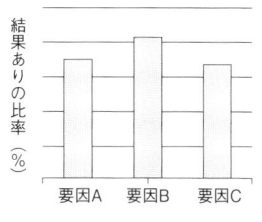

要因	…	結果
1	…	1
3	…	2
⋮	⋮	⋮
2	…	2

データ　　　　　　　リザルト（表）　　　　　　リザルト（グラフ）

図5-10　三つ以上の要因間の比率を比較する際の解析の流れ

これは，要因が1単位大きくなるときのオッズ比を評価している。多重ロジスティック回帰分析では要因に連続変数を含めることができ，その場合の解釈も同様である。例えば年齢（歳）のオッズ比が1.2であった場合，10歳上昇のオッズ比は1.2^{10}であると推定される。

　三つ以上のカテゴリからなる要因をそのまま分析した場合，分散分析と同様に任意のカテゴリにおけるリスクの上昇は示唆できない。また，要因データの1単位上昇の内容がそろっていない場合には不適切な結果となる。これらの制約を回避するため，3カテゴリ以上の要因については，ダミー変数という形式の変数に変換して分析する（表5-3）。ダミー変数は，要因のカテゴリ数より一つ少ない数を設定する。次に比較の対照（基準）とするカテゴリを決め，すべてのダミー変数で0を割り振る。対照群は，要因の影響を受けていないと考えられるカテゴリや，サンプルサイズが多いカテゴリを選択するのが望ましい。この例では1を対照としているが，2や3を対照としてもよい。例えば，肥満区分において，「やせ（1）」，「普通（2）」，「肥満（3）」であれば，「普通（2）」を対照にする。ダミー変数の生成はソフトウェア上でダミー変数に変換する変数を指定するだけでよいことがある。

表5-3　ダミー変数の設定例

オリジナルの離散変数	ダミー変数1	ダミー変数2	ダミー変数3
1	0	0	0
2	1	0	0
3	0	1	0
4	0	0	1

　作成したダミー変数は，多重ロジスティック回帰分析の独立変数に一括して投入すると，ダミー変数ごとにオッズ比を得ることができる。ダミー変数を用いた場合は，分析時は上の表と異なるクロス集計表になるが，ダミー変数はあくまで分析上の操作で作成する変数であり，その分布を表に示す必要はない。なお，結果の変数が3カテゴリ以上の場合には多項ロジスティック回帰分析などの統計手法がある。

f．要因（処置）前後の比率の差を検証する研究（対応のあるデータ）
　（図5-11, 12）

　要因（処置）の前後で，結果（発症・死亡・有病・ストレス反応など）の変化を示す研究である。この分析に必要なデータは，1人につき処置前後それぞれにおける健康状態（あり・なし）を示す二つの2値データである。2値より多い離散変数や連続変数のデータでも，2値変数に再カテゴリすればこの分析を行うことができる。統計処理はクロス集計表の作成である。処置前と処置後の反応の組み合わせで度数を数える。統計学的検定はマクネマー検定を用いる（図5-11）。

　1対1マッチングした症例対照研究のデータ分析（第4章）は，この

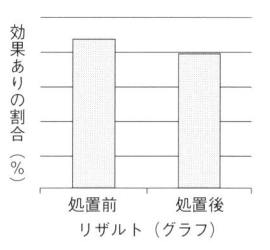

図 5-11　2 値変数の前後比較する際の解析の流れ

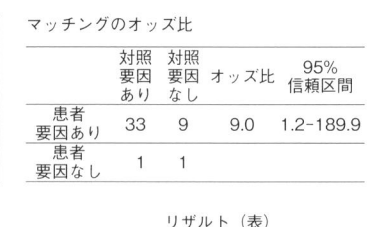

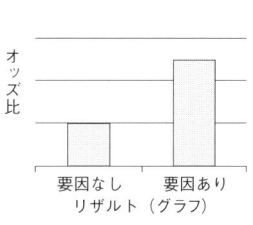

図 5-12　1 対 1 マッチングの患者対照研究の解析の流れ

データ分析と同様で，データセットは 1 ペアにつき 1 行である。クロス集計表は行を患者，列を対照とし，度数はマッチングペアの数を示す。マッチングのオッズ比は，$9 \div 1 = 9.0$ となる（図 5-12）。

2）二つの測定値の比例関係を検証する研究（図 5-13）

要因の数量的増加に伴い結果の反応量が増加あるいは減少することを示す研究である。このような関係は一般的には「比例する」といわれるが，疫学研究では「相関する」あるいは「関連する」と表現する。このデータ分析には，1 人につき結果を示す連続変数と要因を示す連続変数の二つの連続変数を用いる。統計処理は，相関係数または回帰係数の算出である。相関係数にはパラメトリック法によるピアソン（Pearson）の積率相関係数と，ノンパラメトリック検定によるスピアマン（Spearman）の順位相関係数がある。

回帰分析では，偏回帰係数（β）と標準誤差 P 値などが算出される。偏回帰係数は，独立変数が従属変数に及ぼす影響の向きと大きさを示す値であり，散布図に挿入される回帰直線の傾きである。標準誤差は偏回帰係数の予測に対するばらつきを示しており，小さいほど予測がよいと解釈できる。P 値が 0.05 未満のとき，回帰係数が 0 ではないことが示唆される（偏回帰係数が 0 であるという帰無仮説が棄却される）。0.05 以上のときは，推定された偏回帰係数が 0 でないとはいえないことになる。

回帰分析では決定係数（R^2 乗値）が算出される。決定係数は独立変数全体が従属変数を予測説明する程度を表す値である。決定係数は，モデル適合度の指標の一つで，1 に近いほど当てはまりがよいことを示す。

グラフは散布図の上に回帰直線を追加したものである。

回帰分析には前提条件があり，①回帰モデルで（因果関係が）表現可能である，②無作為抽出された標本である，③多重共線性がない（後

述），④説明変数と誤差項は無相関，⑤誤差項の分散は説明変数の値にかかわらず一定である，などがある。これらの条件のうち，④と⑤については，回帰直線と散布図のグラフから視覚的に検討することができる。

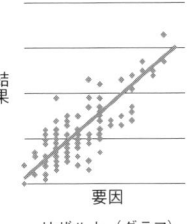

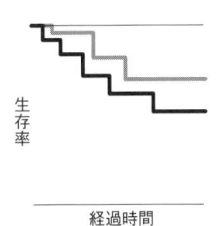

図5-13 連続変数の相関関係を検証する際の解析の流れ

3) 死亡や発症などまでの時間経過の差を検証する研究（図5-14）

要因や処置の違いによって生存時間に差があることを示す研究である。生存時間とは，観察開始から死亡などの結果事象までの時間である。死亡だけでなく傷病の発生などでもよい。研究例として，新しい治療法と既存の治療法の施術後の生存時間を評価するような研究である。生存時間分析は，結果の有無と時間という二つの結果の指標を用いることが特徴である。この分析に必要なデータは，結果，生存時間，要因の三つである。結果の指標は離散変数で，生存・死亡・打ち切りの三つのカテゴリに分けるデータである。打ち切りとは，途中までは生存していることが確認できたが途中から不明になってしまったケースや，追跡調査終了時点で生存していたケースである。生存時間分析では，打ち切りまでに観察された生存時間を含めて分析する。生存時間は連続変数，要因変数は離散変数（カテゴリ数は少ないほうがよい）である。

図5-14 生存時間の差を検証する際の解析の流れ

分析対象者が生存している段階で調査を打ち切った場合，その後も生存していることからデータから求める（平均）生存年数は適切でないことに注意が必要である。生存時間分析では平均生存年ではなく，5年生存率など期間生存率で記述することが一般的である。グラフはカプラン・マイヤー法による生存時間曲線を作成し，ログランク検定により生

存時間曲線の差を評価する．要因の評価には，コックスの比例ハザードモデルによるハザード比を用いることもできる．

a. 交絡要因の調節

これまでは，結果と要因の二つの変数を用いた分析（2変量分析）を紹介してきた．次の分析段階では，交絡要因（第4章）などの第三の変数の影響を調整する分析を行う．データ解析により交絡要因の影響を調整する主な方法として，層別化した分析と多変量解析がある．層別分析は層（カテゴリ）別に結果が示される以外は，層別しない分析と同様である．

b. 多変量解析と交絡要因の調整

結果と主たる要因（主要因）に加え，交絡要因などの第三あるいはそれ以上の要因を含めた分析を多変量解析と呼ぶ．なお，2変量分析は，要因側の変数の数が一つであることから単変量分析ともいわれる．

多変量解析（表5-4）では，結果の指標が連続変数では一般回帰モデル，2値変数ではロジスティック回帰モデルを用いる．表には記載していないが，生存時間分析ではコックスの比例ハザードモデルを用いる．仮説モデルを精査してポアソンモデルやプロビットモデル，反復測定分散分析や混合効果モデル分析などを選択することがある．

表5-4 効果と要因の関係性を評価する主な分析方法（対応のないデータ・パラメトリック分析）

効果	要因	2変数分析	多変量解析
連続	連続	相関分析・回帰分析	重回帰分析
連続	離散	t検定・分散分析	重回帰分析
2値	連続	ロジスティック回帰分析	多重ロジスティック回帰分析
2値	離散	ロジスティック回帰分析・χ^2分析・クロス表分析	多重ロジスティック回帰分析

c. 結果の指標が連続変数の場合の多変量解析（図5-15）

この分析には，結果の指標の連続変数データが一つと，主要因と交絡要因の数だけデータが必要である．要因は連続変数と離散変数のどちらでもよい．

分析には回帰分析を用いる．分析結果として，回帰係数とその標準誤差，P値などを示す．回帰係数の解釈はこれまでと同様である．多変量の回帰分析では，自由度調整済み決定係数にも注目する．決定係数は説明変数の数が多いと高くなる特徴がある．自由度調整済み決定係数とは，変数の数について調整したもので，変数の数の異なるモデルの比較に用いる．

d. 結果の指標が2値変数の場合の多変量解析（図5-16）

この分析のデータセットには，結果の指標の2値変数が一つと，主要因と交絡要因の数だけデータが必要である．主要因と交絡要因は，連続変数と離散変数のどちらでもよい．結果の見方は，2変量分析と同様である．オッズ比とオッズ比の95%信頼区間を表示するか，偏回帰係数

結果	…	要因1	要因2	要因3
132	…	132	1	1
112	…	112	0	2
⋮	⋮	⋮	⋮	⋮
119	…	119	1	1

データ

回帰分析（多変量）

	回帰係数	標準誤差	P 値
要因1	−1.17	0.82	0.15
要因2	0.09	0.04	0.03
要因3	0.61	1.11	0.59

リザルト（表）

図5-15 結果が連続変数の場合の回帰分析の流れ

結果	…	要因1	要因2	要因3
1	…	132	1	1
0	…	112	0	2
⋮	⋮	⋮	⋮	⋮
0	…	119	1	1

データ

多重ロジスティック回帰分析（多変量）

	オッズ比	95％信頼区間
要因1	0.99	0.64-1.54
要因2	1.33	0.78-2.27
要因3	2.34	1.31-4.24

リザルト（表）

図5-16 結果が2値変数の場合の回帰分析の流れ

と標準誤差，P 値の組み合わせで示してもよい。

e．対応のある比率データの多変量解析（マッチングした患者対照研究）

1対2以上のマッチングやマッチングペアが不ぞろいの場合の分析，マッチングした以外の項目について調整する分析は，多変量回帰分析の一つであるコックスの比例ハザードモデルを応用したモデルで分析される。その場合のデータセットは，マッチングペアにつき1行ではなく，対象者につき1行であり，後述する生存時間分析のデータセットにマッチングペアを指定するペア番号データを追加したものになる。そのため，マッチングした症例対照研究では，クロス集計表分析を行う場合と，多変量回帰分析を行う場合でデータセットの形が異なる。

f．生存時間分析における多変量解析

生存時間分析における多変量解析は，コックスの比例ハザードモデルを用いて，ハザード比により評価する。ハザード比は，オッズ比やリスク比と同様に解釈でき，変数の割り振りの影響を受ける。ハザード比が1.0より大きく（小さく）なると生存時間が短い（長い）ように要因変数の割り振りを設定すると理解しやすい。なお，コックスの比例ハザードモデルは，ハザード比が一定（カプラン・マイヤー法による生存曲線をみて，その変化が経過時間に対して一定である，交わらない）であることが条件となっている。ハザード比一定の確認については，グラフを用いた視覚による確認や統計指標による確認がある。

g．多変量回帰分析の注意

交絡要因を多変量モデルに含める際には，いくつかの注意がある。まず，標本数と比較して多くの変数を含めてはいけない。標本数以上の変数を含めてはいけないことが最低限の基準だが，経験上100名程度の標本数に対して10個程度までなら許容されると思われる。

多変量回帰分析に含める交絡要因の選択方法として，いくつかの方法

が用いられている。まず，結果変数の原因であればすべて交絡要因としてみなす簡便な方法がある。次に，2変量の分析で有意な関連を示した変数を多変量回帰分析に含めるという方法がある。これらの方法は，主たる要因と結果を含めた3要因の関係性を配慮せず2要因の関係だけで交絡要因を選択している。これらの選択方法は過度の調整を引き起こし結果を歪める恐れがある。ステップワイズ法などモデルの適合度によって統計学的に取捨選択する方法があるが，臨床的・心理学的な因果関係を考慮に入れていないという批判がある。近年，DAG（Directed Acyclic Graph）と呼ばれる因果関係の推論をもとにモデルに含める変数を選択する方法が関心を集めている。

多変量回帰分析で調整する交絡要因には，多重共線性の高い変数を同時に含めないほうがよい。多重共線性とは，独立変数間で相関係数がきわめて高い場合などに生じ，推定値の符号が理論と合わないことや決定係数は大きいにもかかわらず個別のt値が小さい，標本数や説明変数の増減で推定値が大きく変動するなどの現象である。独立変数間の相関係数が0.9以上のときなどといった基準によって診断する方法も紹介されているが，相関係数が小さいときでも多重共線性は生じる。二つの要因変数と結果変数を含めた三つの変数間でいずれも相関係数が高く，回帰分析の結果で多重共線性の現象がみられた場合や，分散拡大（10以上）やトレランス（0.1以下）などの指標も併せて判断し，要因変数のいずれかをモデルから除くことも考える。多重共線性を回避する点から，一つの要因について複数の指標データがある場合，一つずつ入れ替えて複数のモデルの結果を併記することがある。

h. 交互作用

回帰分析や多重ロジスティック回帰分析では，リスクが重複した場合のリスクは，個々のリスクの掛け算によって推定されると仮定されている。例えば，タバコ肺がんリスクが2.0，アスベストによるリスクが3.0であったとする。この場合予想される重複リスクは2.0×3.0＝6.0と推定される。しかし，回帰モデルの予測を上回るリスクが観察された場合，正の交互作用があるという。下回る場合は負の交互作用があると推測される。交互作用は，三つ以上の組み合わせや，同じ変数を掛け合わせる2乗項も含めてもよい。これらの交互作用を含めたモデルの当てはまりがよいかどうかを評価しつつ，交互作用の有意差検定をみることになる。

三つ以上のカテゴリからなる要因を分析する場合は，前述と同様にダミー変数を設定する。同じ要因から作成したダミー変数は切り離して分析モデルに含めることはできない。上述のステップワイズ法などの変数選択を行う場合は，ダミー変数の組み合わせを切り離せないような指定を行う。

4) 因子分析を用いた潜在変数の抽出—因子間のつながりの分析

心理尺度を用いた研究では，「心理的ストレス」などのように心理学

的に存在が仮定された因子をもとに分析を行うことがある。この存在が仮定された因子のことをデータ解析では潜在（的）変数と呼び，因子分析や共分散構造分析を用いて分析する。因子分析には，探索的因子分析と確証的因子分析がある。探索的因子分析は，特定の仮説モデルの前提がなく観測変数に影響を及ぼす潜在変数を統計的に求めようとする因子分析を指す。確証的因子分析は，確認的，検証的とも呼ばれることがあり，潜在変数を含む仮説モデルについて観察データをもとに検証を試みる因子分析を指す。

探索的因子分析は，似たもの同士をまとめる分析として使われる。どれくらい似ているのかについては，相関係数（あるいは分散と共分散）を用いて評価する。比例関係が強い変数は共通性が高いと評価する。共通性とは，各測定値に対して，共通因子で説明される部分がどの程度あるのかを示す指標である。共通性は因子負荷量として評価され，原則として最大値が 1 となり，まったく共通性がない場合に 0，負の共通性がある場合に －1 までの値をとる。各観察変数に対して複数の潜在因子に対する因子負荷量が算出される。

探索的因子分析では，観測変数はすべての潜在的変数に対して関連があるものとして同等に処理する（図 5-17）。他方，確証的因子分析は，観測変数と潜在変数の関係性を任意に設定することができ，潜在変数と観測変数の結びつきが選択的である（図 5-18）。進んだ解析法である共分散構造分析では，すべての変数間の結びつきが自由に設定できる。

探索的，確証的にかかわらず，因子分析には連続変数が複数必要である。順序変数を連続変数とみなして分析することがある。因子分析では，因子負荷量を算出する。統計処理により得られた因子負荷量をもとに因子の関係性についてのグラフ（パス図）を作成する。

因子分析の前提として直交回転（直交解）と斜交回転（斜交解）がある。因子間の相関を 0 とするのが前者であるのに対して，後者では相関があることを前提とする。代表的な回転手法として，前者はバリマックス回転やエカマックス回転があり，後者には（斜行）プロマックス回転，（斜行）プロクラステス回転などがある。これらの回転方法の選択については，斜交回転による分析を行って，因子間の相関がないことが示された場合に限り，直交回転による結果を用いるアプローチが提案されている。現実的には，変数の増減や，回転法の変更をしながら解釈しやすい結果が得られるまで分析をくり返すアプローチがとられる。

探索的因子分析

測 1	測 2	測 3	…
4	8	3	…
3	5	4	…
⋮	⋮	⋮	⋮
2	1	6	…

データ

	因子負荷量	
	第 1 因子	第 2 因子
測 1	0.74	0.32
測 2	0.62	0.59
測 3	0.70	−0.54
⋮	⋮	⋮

結果（表）

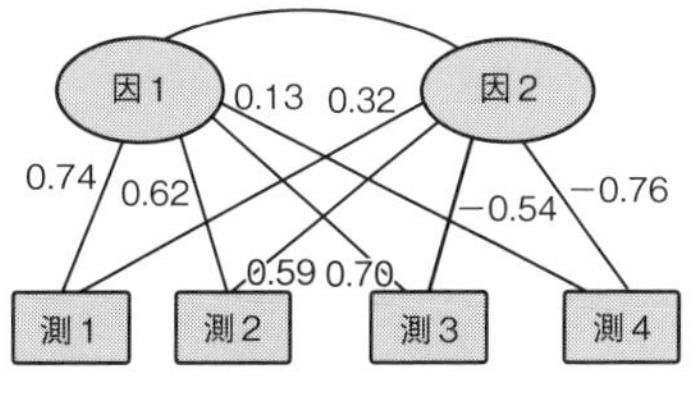

結果（グラフ）

図 5-17　探索的に因子間のつながりを分析する際の流れ

確証的因子分析

	因子負荷量		α
	因子1	因子2	
測11	0.74	⋯	0.88
測12	0.62	⋯	
測21	⋯	−0.54	0.83
測22	⋯	−0.77	
⋮	⋮	⋮	

測11	測12	測21	測22	⋯
4	8	3	3	⋯
3	8	14	18	⋯
⋮	⋮	⋮	⋮	
24	26	6	9	⋯

データ

因子間の相関

	因子1	因子2
因子1	1.00	0.69
因子2	0.69	1.00

リザルト（表）

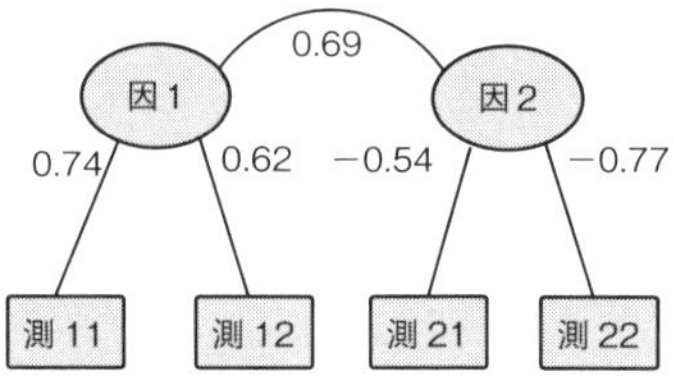

リザルト（グラフ）

図 5-18 確証的に因子間のつながりを分析する場合の流れ

解釈しやすい結果として単純構造という規準がある。これは各因子には比較的少数の要因のみが高い関連性（因子負荷量）があり，また各要因は一つの因子にだけ高い関連性を示す場合である。バリマックス回転とプロマックス回転は，それぞれ単純構造に結果を近づけることをねらいとした回転法である。各因子の寄与を等しくしようとするエカマックス回転，研究者の仮説を示した相関行列に近づけようとするプロクラステス回転などの特徴がある。

確証的因子分析は，仮説に従いパスが選択的に引かれていないところがある（図5-18）。また，確証的因子分析では，心理に関する多様な側面について評価する複数の質問への回答と，潜在変数としての心理的要因との結びつきを，信頼性の尺度であるクロンバックのα係数を用いて分析を補助的に行うことがある。α係数がある程度高ければ，尺度の「内的整合性が高い」と判断される。

5 SASとSPSSを用いた分析

データ分析は，Excelのピボットテーブル機能やExcelのアドインの一つである分析ツール機能でも行うことができる。また最近では，ネット上でも分析ができるようになっている（js-STAR：http://www.kis-net.or.jp/nappa/software/star/freq/2x2.htm）。本書では，看護研究で用いられる代表的な統計ソフトウェアであるSASのEnterprise Guide（EG）とSPSSを用いた統計処理について，Excelは使えるが統計ソフトウェアの使い方がわからないといったレベルの方を対象に概説する。文中の太字はクリックするところあるいは確認すべきところを示している。なお，ソフトウェアの処理には，同じ結果を得る際にいくつかの方法があるが，ここではそのうちの一つの紹介にとどめる。

(1) SAS Enterprise Guideにおける統計処理

1) SAS Enterprise Guideについて

SAS EGは，初心者にとって困難なプログラム入力を省略したソフトウェアである。すべての処理過程をプロセスフロー上にグラフ（アイコンと線）で表示する。主なアイコンには①ファイル，②読み込みデータ

とそれを加工したクエリ，③処理設定のタスク，④計算結果のレポートの四つがあり，分析処理プロセスに従ってツリー状に並ぶ（新しい図の挿入）。それぞれのアイコンをクリックすると詳細画面が表示される。特に，タスクのアイコンを右クリックし（分析の）**変更**で分析を再設定すると再計算ができる。詳細表示からプロセスフロー表示に切り替えるには，メニューバー右端の⑤**プロセスフロー**をクリックする。プロセスフローはプロジェクトと呼ばれるシート上に描かれ，一つのファイルにまとめられる。なお，SAS EG 全体を通して，層別分析する際は**グループ分析**に変数を指定し，P 値は "Pr > (統計量)" で示される。

本書では version 5-1 の環境を想定している。

2) SAS EG の立ち上げ

ウェルカムウィンドウ **SAS Enterprise Guide へようこそ**の画面が表示される。分析を再開する場合は，ここで既存のデータソースを指定して開くこともできるが，説明を簡単にするため，ウィンドウを閉じる。

3) データの取り込み

ファイル＞データのインポート

データが入っているファイルを指定する。インポートにつき一つのワークシートを取りこめる。**フィールド属性の定義**で変数の**種類**が適切に選択されていることを確認し，必要に応じて修正する。**種類**は数値であることが望ましい。SAS EG の主な変数名ルールについて表 5-5 に示す。なお，インポートするファイルについては，xls や csv が適している。

表 5-5 SAS Enterprise Guide の主な変数名ルール

- 名前の頭文字に数字は使用不可
- 大文字小文字は区別しない
- 最大 32 文字
- アンダースコア（_）は使用可能
- 特殊記号や演算記号，ピリオド，カンマ，コロン，空白は使用不可
- SAS のコマンド名や自動作成変数名と重複する名前は使用不可
- 全角文字は使用可能（推奨しない）

4) 計算による新しい変数の作成

プロセスフロー上の新しい変数を追加するデータをクリック＞**タスク＞データ＞クエリビルダ**

クエリビルダ（図 5-19）が表示される。全変数を選択（データセット名をクリックあるいは最上段と最下段の変数を Shift を押しながらクリック）したら，❶**データの選択**にドラッグする。❷**新しい計算列の追加**をし，**計算式の新規作成**の**高度な式**をクリックして**次へ**進むと，**計算列の新規作成**が開く。❸**式の入力**にキーボードで入力する。既存

の変数は❹**選択済み列**からクリックで入力できる。例えば，新しい変数 "*BMI*" を変数 "*weight*" と "*height*" から作成する式は "(weight)/(height/100)**2$"$ となる。式の入力が済んだら**次へ**進み，新しい変数に❺**ID 名**と❻**列名**をつけ直して**完了**する。プロセスフロー上に処理設定アイコン「クエリビルダ」と新しいデータセットのクエリアイコン「QUERY_FOR_DATA」が表示される。

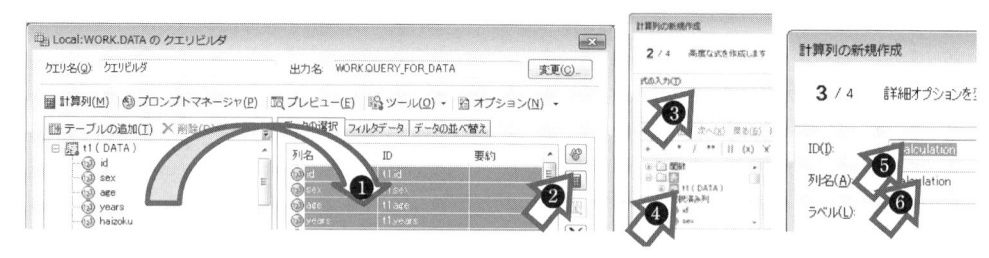

図 5-19　計算による新しい変数の作成（SAS EG の画面をもとに作成）

5）カテゴリ分けして新しい変数の作成（図 5-20）

「4）計算による新しい変数の作成」の**新しい計算列の追加**（図 5-19 ❷）まで同様で，**計算式の新規作成＞再コード列＞次へ**進み，再コードする変数を指定して**次へ**進むと，**計算列の新規作成**（図 5-20）が表示される。❸**追加**＞❹**条件の置換**タブ＞❺**演算子**を指定し（例：**範囲内の値**）＞❻**境界値**を設定し❼**再コード値**を設定して❽ **OK** をクリックする。❸から❽をカテゴリの数だけ繰り返し，❾**次へ**進み，任意の❿ **ID** と⓫**列名**を入力して**完了**する。追加した変数が含まれるデータセットがプロセスフロー上に表示される。❹でその他のタブを用いても設定できる。

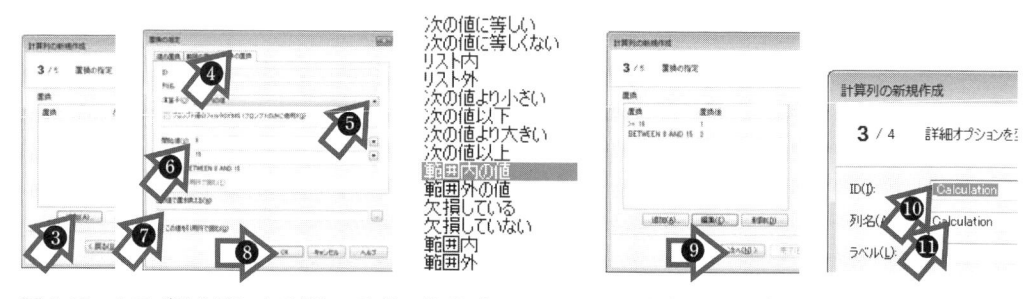

図 5-20　カテゴリ分けによる新しい変数の作成（SAS EG の画面をもとに作成）

6）欠損値を含まないデータセットの作成

データセットをクリック＞**タスク**＞**データ**＞**フィルタと並べ替え**

変数タブで全変数を選択し，**フィルタ**タブで分析に使用する変数の**欠損していない**データをフィルタで残すように指定し，新しいデータセット「FILTER」を生成する。

7) データの確認（記述統計）

分析データセットをクリック＞**タスク**＞**記述統計**＞**要約統計量**

　データメニューでは，**分析変数**に分析する変数をドラッグする。**基本**メニューでは算出する統計量を，**パーセント点**では中央値などを，**グラフ**メニューではヒストグラムや箱ひげ図が指定できる。

8) 正規性の検定

分析データセットをクリック＞**タスク**＞**記述統計**＞**分布**

　データメニューで**分析変数**を指定する。正規性の検定では，**分布の概要**メニューで**正規分布**，**テーブル**メニューで**正規性の検定**にチェックを入れる。分析結果では四つの正規性の検定が出力される。代表的なシャピロ・ウィルク（Shapiro-Wilk）検定やコルモゴロフ・スミルノフ（Kolmogorov-Smirnov）検定の結果を参照する。P 値が 0.05 未満であれば，データが正規分布ではないことが示唆される。

9) 要因が 2 カテゴリでの結果変数の平均値の比較（t 検定）

分析データセットをクリック＞**タスク**＞**分散分析**＞**t 検定**

　t 検定の種類メニューで，対応のない分析は **2 標本に対する検定**を選択し，前後比較分析は**対応のある検定**を選択する。前者の検定の場合，**データ**メニューで，**分類変数**に要因の 2 値変数を，**分析変数**に結果の連続変数を指定する。後者の検定の場合，二つの連続変数を**対応のある変数**に含める。対応のない分析結果を図に示す（図 5-21）。まず，末尾の❶等分散性の検定結果で有意差がなければ，t 検定の結果❷の Equal の Pooled を，有意差（$P < 0.05$）があれば Unequal の Satterthwaite を参照する。対応のある分析では出力される唯一の P 値を参照する。いずれの P 値も 0.05 より小さい場合に有意差があるといえる。

手法	分散	自由度	t 値	Pr > |t|
Pooled	Equal	560	2.06	0.0395
Satterthwaite	Unequal	560	2.07	0.0386

❷

等分散性

手法	分子の自由度	分母の自由度	F 値	Pr > F
Folded F	293	267	1.20	0.1257

❶

図 5-21　対応のない t 検定の結果（抜粋）（SAS EG の画面をもとに作成）

10) 要因別の結果の分布の比較（ノンパラメトリック）

分析データセットをクリック＞**タスク**＞**分散分析**＞**ノンパラメトリックな一元配置分散分析**

　データメニューの**従属変数**には結果の変数，**独立変数**には要因の変数を指定する。分散分析の場合は**分析**メニューでウィルコクソン（Wilcoxon）を指定する。中央値の検定なども指定できる。比較する群が 2 とそれ以上でノンパラメトリック検定の設定は共通している。分析結果では，クラスカル・ウォリス（Kruskal-Wallis）検定の P 値をチェックする。

11) 要因が3カテゴリ以上での結果変数の平均値の比較（分散分析）

分析データセットをクリック＞タスク＞分散分析＞一元配置分散分析

データメニューの**従属変数**には結果の連続変数，**独立変数**には要因の3カテゴリ以上の離散変数を指定する。必要に応じて**検定**メニューで等分散性の検定や，**多重比較**メニューで多重比較を設定する。例（図5-22）では，全体❶と多重比較の結果グループ2と3（3と2）の間❷に有意差（*** が $P < 0.05$ を示す）が示されている。

要因	自由度	平方和	平均平方	F 値	Pr > F
Model	2	511.89069	255.94534	3.20	0.0414
Error	559	44657.59019	79.88835		
Corrected Total	561	45169.48087			

	R2 乗	変動係数	Root MSE	Score の平均
	0.011333	53.41243	8.938029	16.73399

要因	自由度	Anova 平方和	平均平方	F 値	Pr > F
education	2	511.8906855	255.9453427	3.20	0.0414 ❶

有意水準 0.05 で有意に差があることを *** で示しています。

education 比較	平均の差	同時 95% 信頼限界		
3 - 1	0.0193	-2.3224	2.3610	
3 - 2	2.3781	0.0519	4.7044	*** ❷
1 - 3	-0.0193	-2.3610	2.3224	
1 - 2	2.3588	-0.4966	5.2142	❷
2 - 3	-2.3781	-4.7044	-0.0519	***
2 - 1	-2.3588	-5.2142	0.4966	

1) 分散分析の結果　　　　　　　　　　2) 多重比較の結果

図5-22　分散分析の結果（抜粋）（SAS EG の画面をもとに作成）

12) 要因と結果の変数がカテゴリ変数の場合の差や関連の評価

分析データをクリック＞タスク＞記述統計＞分割表分析

データメニューでは**表変数**に分析に用いる変数を二つ指定する。**表**メニューで変数をドラッグして**行**に要因の変数，**列**に結果の変数を設定する（図5-23）。セル統計量メニューで**行のパーセント，セルの度数，期待セル度数**などを指定する。表統計量メニュー内の**関連**メニューで**χ2乗検定，指標（2×2 表に対する相対危険度およびオッズ比を含む）**をチェックする。**r×c 表に対する Fisher の正確検定**やオッズ比に対する正確な p 値および信頼限界を選択することができる。対応のあるデータの分析を行う場合は**一致**メニュー内の **McNemar 検定**を指定する。❶カイ2乗値の p 値，❷ケースコントロール研究（オッズ比）の値とその 95%信頼限界などをチェックする。

表：sex * SCORE20				
	SCORE20 1	2	合計	
sex 1 度数	199	95	294	
期待	208.73 85.27			
行のパーセント	67.69 32.31			
2 度数	200	68	268	
期待	190.27 77.73			
行のパーセント	74.63 25.37			
合計 度数	399	163	562	
欠損値の度数 = 4				

統計量	自由度	値	p 値 ❶
カイ 2 乗	1	3.2791	0.0702
尤度比カイ 2 乗値	1	3.2923	0.0696
連続性補正カイ 2 乗値	1	2.9507	0.0858
Mantel-Haenszel のカイ 2 乗値	1	3.2732	0.0704
ファイ係数		-0.0764	
一致係数		0.0762	
Cramer の V 統計量		-0.0764	

相対リスクの推定値（行 1/行 2）			
研究の種類	値 ❷	信頼限界	
ケースコントロール研究（オッズ比）	0.7122	0.4929	1.0291
コーホート研究（列 1 の相対リスク）	0.9070	0.8163	1.0078
コーホート研究（列 2 の相対リスク）	1.2735	0.9783	1.6577

図5-23　要因と結果が2値変数の場合の結果（抜粋）（SAS EG の画面をもとに作成）

13) 要因と結果の比例関係についての相関係数による評価

分析データセットをクリック＞タスク＞多変量解析＞相関分析

データメニューで**分析変数**に相関係数を求める変数を含める。相関表で縦と横の変数の並びが異なるように表示するには**相関係数**に分けて指定する。**オプション**メニューで，パラメトリックのピアソン

(Pearson) の積率相関係数，ノンパラメトリックのスピアマン (Spearman) の順位相関係数が指定できる。結果は相関表で示され，上段が相関係数，中段が P 値，下段が標本数である。偏相関係数は，次の**線形回帰分析**の**統計量**メニューのオプションで指定することができる。

14) 要因と結果の比例関係についての回帰係数による評価

分析データセットをクリック＞**タスク**＞**回帰分析**＞**線形回帰分析**

データメニューで**従属変数**には結果の連続変数，**説明変数**には要因の変数を指定する。**モデル**メニューで変数選択法を，**統計量**メニューではモデル適合度〔ダービン・ワトソン (Durbin-Watson) 統計量など〕や多重共線性の診断指標〔トレランス，VIF (分散拡大) など〕，偏相関係数が追加できる。

分散分析表 (図 5-24) では，モデルの係数が 0 であるという帰無仮説に対して P 値 (0.0125) が 0.05 より小さいことから，「役に立たないモデルとはいえない」ことが示唆される。調整済み R2 乗によると 0.0146 であることから，結果の分散をこのモデルでは 1.46%説明していることになる。**パラメータ推定値**が回帰係数である。**分散拡大** (VIF) が 10 以上，トレランス (0.1 未満) の場合は多重共線性が疑われる。

分散分析

要因	自由度	平方和	平均平方	F 値	Pr > F
Model	3	836.13482	278.71161	3.66	0.0125
Error	536	40862	76.23589		
Corrected Total	539	41699			

Root MSE	8.73132	R2 乗	0.0201
従属変数の平均	16.66204	調整済 R2 乗	0.0146
変動係数	52.40246		

パラメータ推定値

変数	自由度	パラメータ推定値	標準誤差	t 値	Pr > |t|	標準推定値	Type I 平方半偏相関	Type I 平方偏相関	Type II 平方半偏相関	Type II 平方偏相関	分散拡大
Intercept	1	15.69100	2.54966	6.15	<.0001	0	.	.	.	.	0
sex	1	-1.16873	0.82302	-1.42	0.1562	-0.06637	0.00915	0.00915	0.00369	0.00375	1.19473
years	1	0.09412	0.04238	2.22	0.0268	0.12677	0.01036	0.01045	0.00902	0.00912	1.78220
occupation	1	0.60891	1.11563	0.55	0.5854	0.03197	0.00054462	0.00055546	0.00054462	0.00055546	1.87703

図 5-24　回帰分析の結果（抜粋）(SAS EG の画面をもとに作成)

15) ロジスティック回帰係数

分析データセットをクリック＞**タスク**＞**回帰分析**＞**ロジスティック線形回帰分析**

データメニューの**従属変数**に結果の 2 値変数を指定する。要因の変数のうち 2 値変数あるいは 3 値以上の要因変数 (連続変数を含む) のうち 1 単位の変化がそろっている要因は**量的変数**に，そろっていないためにダミー変数で分析する要因は**分類変数**に指定する。分類変数に指定した場合は，ダミー変数の設定方法に関する**コーディングスタイル**を**参照**に指定する。**モデル**メニュー内の**応答**メニューで対照となる結果カテゴリを指定する。この指定によってオッズ比の方向性 (1.0 より大きいか小さいか) が左右される。**効果**メニューで要因変数を**主効果**に指定し，必要に応じて二つ以上の要因変数を用いて**交互作用効果**を指定する。**オプション**メニューで信頼限界の出力を指定 (Wald またはプロファイル尤度) すると，オッズ比が得られる。モデルの適合度指標 (Hosmer-Lemeshow，デビアンス) や，一般化 R2 乗 (結果では「決定係数」) が指定できる。なお，結果変数に欠損値が含まれていると，結果の 1 カテゴリとして分析されてしまう。分析前に結果変数には欠損

値が含まれないクエリをフィルタ機能を用いて作成しておくとよい。

結果の出力（図 5-25）の包括帰無仮説が 0.05 未満のときに，すべての回帰係数が 0 であるという帰無仮説が棄却できる。最尤推定値の分析結果とオッズ比の有意差が別の表で示される。Hosmer-Lemeshow とデビアンスは，有意差がないときに適合度がよいと判定される。

モデルの適合度統計量

基準	切片のみ	切片と共変量
AIC	655.963	649.039
SC	660.287	670.562
-2 Log L	653.963	639.039

R2 乗 0.0269 最大値-調整 R2 乗 0.0386

包括帰無仮説：BETA=0 の検定

検定	カイ 2 乗	自由度	Pr > ChiSq
尤度比	14.9432	4	0.0048
スコア	14.2621	4	0.0065
Wald	13.7565	4	0.0081

最尤推定値の分析

パラメータ		自由度	推定値	標準誤差	Wald カイ 2 乗	Pr > ChiSq
Intercept		1	1.0721	0.4041	7.0400	0.0080
sex		1	-0.00842	0.2236	0.0014	0.9700
years		1	-0.0193	0.00945	4.1545	0.0415
education	1	1	0.2853	0.2716	1.1042	0.2934
education	2	1	0.8574	0.2998	8.1775	0.0042

オッズ比の推定

効果	点推定値	95% Wald 信頼限界	
sex	0.992	0.640	1.537
years	0.981	0.963	0.999
education 1 vs 3	1.330	0.781	2.265
education 2 vs 3	2.357	1.310	4.242

図 5-25　多重ロジスティック回帰分析の結果（抜粋）（SAS EG の画面をもとに作成）

16）生存時間分析（カプラン・マイヤー法による生存時間曲線の作成）

分析データセットをクリック＞**タスク**＞**生存時間分析**＞**ノンパラメトリック法による生命表分析**

データメニューの**生存時間**，**打ち切り変数**を指定する。**打ち切り変数**は生存および途中離脱を示すデータ値を指定する。要因は**層の変数**に指定する。結果は層別に生存率推定が表示され，最後に層として指定した要因間の有意差検定の結果と生存時間曲線が示される。生存率の表から 50%生存率時間や 5 年生存率を得ることができる。

17）生存時間分析（コックスの比例ハザードモデルによる多変量解析とハザード比の算出）

分析データセットをクリック＞**タスク**＞**生存時間分析**＞**比例ハザードモデル**

データメニューの**生存時間**，**打ち切り変数**，**説明変数**を指定する。**打ち切り変数**は生存および途中離脱を示すデータ値を指定する。要因は説明変数に含める。ダミー変数は自動生成されるような設定がないため分析前に作成しておく。**モデル**メニューで変数選択法を，**方法**メニューで**ハザード比の信頼区間を計算**するよう指定できる。

モデルの適合度統計量

基準	共変量なし	共変量あり
-2 LOG L	361.610	332.508
AIC	361.610	342.508
SBC	361.610	352.068

包括帰無仮説：BETA=0 の検定

検定	カイ 2 乗	自由度	Pr > ChiSq
尤度比	29.1015	5	<.0001
Score	30.6632	5	<.0001
Wald	29.3547	5	<.0001

最尤推定値の分析

パラメータ	自由度	パラメータ推定値	標準誤差	カイ 2 乗	Pr > ChiSq	ハザード比	95% ハザード比信頼限界	
sex	1	0.13373	0.30956	0.1866	0.6657	1.143	0.623	2.097
age	1	0.01968	0.01262	2.4300	0.1190	1.020	0.995	1.045
macclss	1	0.21282	0.16076	1.7525	0.1856	1.237	0.903	1.695
stage	1	0.70455	0.22296	9.9857	0.0016	2.023	1.307	3.132
nodtrans	1	0.39499	0.13751	8.2511	0.0041	1.484	1.134	1.944

図 5-26　コックスの比例ハザードモデル分析の結果（抜粋）（SAS EG の画面をもとに作成）

結果ではモデルの適合度指標と，包括帰無仮説検定（すべてのパラメータ推定値が 0 であるという帰無仮説の検証），ハザード比とその 95%信頼区間などが図 5-26 のように示される。

18）探索的因子分析

分析データセットをクリック＞**タスク**＞**多変量解析**＞**因子分析**

データメニューの**分析変数**に，分析に用いる変数をすべてドラッグする。**因子抽出法**メニューから**最尤解**，**回転とプロット**メニュー内の**回転方法**メニューから斜交プロマックスを選択する。

固有値の初期値が 1 以上になっている因子をもって因子選択とする（図 5-27，例では 3 個）。**回転後の因子パターン**で，ある程度大きい因子負荷量（例えば，絶対値で 4.0 以上）に注目して，どのような因子が抽出されたのかを記述するとともに，因子名をつける。なお，検証的因子分析を SAS EG を用いて行うには，SAS のプログラムを書くことになるため，本書では紹介しない。

固有値の初期値：合計 = 19.2075643　平均 = 0.96037822			
	固有値	差	比率	累積
1	14.6229696	11.3146647	0.7613	0.7613
2	3.3083050	1.9447218	0.1722	0.9336
3	1.3635832	0.4461937	0.0710	1.0045

回転後の因子パターン		
	Factor1	Factor2	Factor3
D1	0.66000	0.15521	-0.10471
D2	0.48093	0.12293	0.02496
D3	0.70111	0.19908	-0.08523

因子の分散		
因子	重み付け	重み付けなし
Factor1	11.0423941	5.41017526
Factor2	5.3823266	2.20062088
Factor3	4.7739155	1.94903766

図 5-27　因子分析の結果（抜粋）（SAS EG の画面をもとに作成）

(2) SPSS における統計処理

1) SPSS について

SPSS は，ドロップダウンメニューにより分析処理が設定できる統計ソフトウェアとして看護学・医学・心理学領域で広く使用されている。SPSS でもシンタックスと呼ばれるプログラムで詳細な分析処理が設定できる。クリックで設定を繰り返す手間を省くことができ，分析手順を保存・再実行できるため，分析に慣れたら挑戦してほしい。

SPSS は複数のソフトウェアを組み合わせて用いる。基本ソフトウェアである Base，多様な回帰分析を行う Advance，ロジスティック回帰分析を行う Regression などが代表的である。本書では，これらに加え，Exact や AMOS などをインストールした環境を想定している。本書で用いた version は，SPSS が 20，AMOS が 19 である。

2) SPSS の立ち上げ

SPSS を起動すると，ウェルカムウインドウが出る。分析を再開する場合は，既存のデータソースを指定して開くことができるが，ここでは説明を簡単にするため，分析を新たに始める場合とする。データエディタはデータシートのデータビューと変数が設定できる変数ビューの二つのタブから構成される。統計分析を行うと，結果を出力したウインドウが追加される。

3) データの取り込み

ファイル＞開く＞データ

データエディタではデータ値を入力することもできるが，ここでは Excel などで準備したデータの取り込みについて紹介する。SPSS は xlsx，xls，csv いずれも取り込み可能である。欠損値はピリオドでも空欄でも処理可能だが，文字変数として認識されてしまう。変数ビューで連続変数に変換する手間は csv 形式のほうが小さい。SPSS の変数名設定ルールを表 5-6 に示す。

表 5-6　SPSS の変数名設定ルール

・半角数字で始めることはできない。
・ピリオド（.）で終わってはいけない。
・スペースや特殊文字（!，?，'，*）などは使えない。
・大文字と小文字はバージョン 12.0 以降では区別する。
・全角文字を使用することができ，その場合 32 文字以内，半角英数は 64 文字以内

4）計算による新しい変数の作成
変換＞変換の計算

目標変数（図 5-28-❶）に作成する変数名を任意に記入し（例：SCORE），**数式**❷をキーボードあるいはクリックで作成し，最後に **OK**（図の外）をクリックする。この例では，問 1 から問 16（問 4，8，12，16 は逆転項目）までの回答（4 段階）の合計点を求めている。

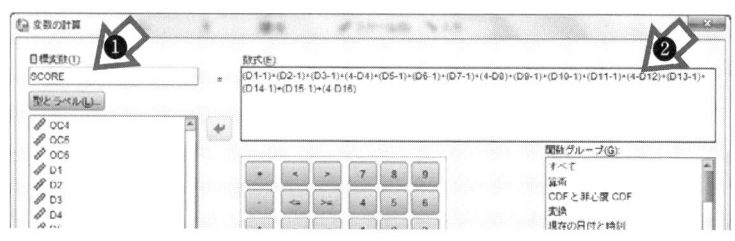

図 5-28　新しい変数の作成（SPSS の画面をもとに作成）

5）カテゴリ分けして新しい変数の作成
変換＞他の変数への値の再割り当て（図 5-29）

❶変換先変数の**名前**に作成するカテゴリ変数の名前を入力し❷**変更**したら，❸**今までの値と新しい値**で❹**今までの値**を設定し（図は範囲を用いている），それに割り当てるデータ値を❺**値**に入力し❻**追加**する。この作業を作成するカテゴリの数だけ繰り返したら❼**続行**してもとのウインドウに戻り❽ **OK** をクリックする。

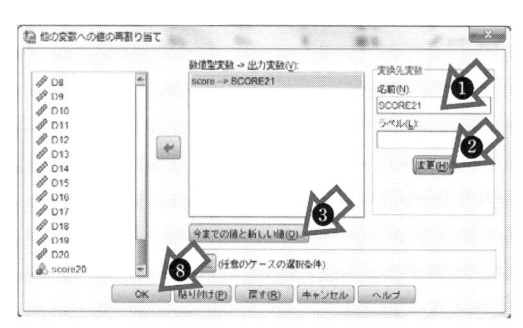

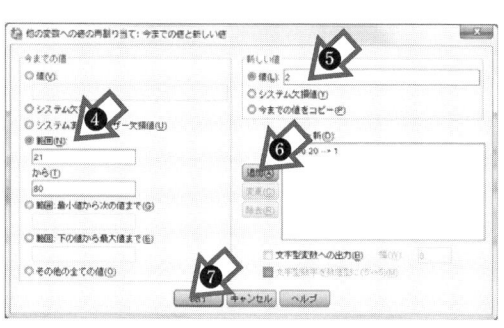

図 5-29　カテゴリ分けによる新しい変数の作成（SPSS の画面をもとに作成）

6）欠損値を含まないデータセットの作成
データ＞ケースの選択

選択状況で **IF 条件が満たされるケース**，出力で**選択されなかったケースを分析から除外**をチェックする。欠損値のないデータの変数を

選択するために，**IF** をクリックして**関数グループ**より**欠損値**を選び **MISSING 関数**を指定する。**MISSING 関数**はカッコ内に指定した変数に欠損値がなければ（あれば）0 (1) を返す。"かつ"を意味する"&"を用いて，MISSING (age)=0 & MISSING (sex)=0 とすれば，変数 age と変数 sex について欠損値を含まないデータが作成できる。

SPSS では分析設定時に欠損値を除外あるいは置換することができる。分析手法によって異なるが，**検定ごとに除外**と**ペアごとに除外**，**リストごとに除外**，**平均値での置換**などから選べる。例えばリストごとに除外とは，分析変数に含めた変数のいずれかに欠損値のある者は分析対象から除かれる。

7) データの確認（記述統計）
分析＞記述統計＞度数分布表

度数分布表で分析する変数を**変数**に移動し，出力する**統計量**メニューから **4 分位**，**中央値**，**歪度・尖度**などを指定する。**図表**メニューでヒストグラムの作成が指定できる。

8) 正規性の検定
分析＞記述統計＞探索的

従属変数に検定する変数を指定し，**作図**メニューで**正規性の検定とプロット**をチェックする。結果では，Kolmogrov-Smirnov（コルモゴロフ・スミルノフ）の正規性の検定と Shapiro-Wilk（シャピロ・ウィルク）の検定結果が出力される。P 値が 0.05 未満であれば，データが正規分布ではないことが示唆される。

9) 要因が 2 カテゴリで結果変数の平均値の比較（t 検定）
分析＞平均の比較＞独立したサンプルの t 検定

検定変数には結果の連続変数を，**グループ化変数**には要因の 2 値変数を指定する。2 値変数以外を使用した場合は，**グループの定義**から分割点を指定し 2 値変数化することができる。❶等分散性のための Levene の検定で有意確率が 0.05 未満でなければ（あれば），等分散を❷仮定する（❸仮定しない）結果を参照する（図 5-30）。

10) 結果変数の平均値の前後比較（t 検定）
分析＞平均の比較＞対応のあるサンプルの t 検定

ペア 1 に対して，比較する二つの変数（例えば処置前と処置後）を

独立サンプルの検定

		等分散性のための Levene の検定		2 つの母平均の差の検定					差の 95% 信頼区間	
		F 値	有意確率	❶	自由度	有意確率(両側)	平均値の差	差の標準誤差 ❷	下限	上限
SCORE	等分散を仮定する。	3.407	.065	2.064	560	.039	1.55767	.75469	.0631	3.04003
	等分散を仮定しない。			2.073	560.000	.039	1.55767	.75148	❸ 8160	3.03374

図 5-30 対応のない t 検定の結果（抜粋）（SPSS の画面をもとに作成）

指定する。計算結果として，対応サンプルの統計量，対応サンプルの相関係数，対応サンプルの検定が示されるが，最後の P 値を参照する。

11）要因別の結果の分布の比較（ノンパラメトリック）

分析＞**ノンパラメトリック検定**＞**独立サンプル**　または　＞**対応サンプル**

独立サンプル（対応あり）の場合，**目的**タブでは**自動的にグループ間の分布を比較する**，**フィールド**タブでは**検定フィールド**に結果の変数を指定し，**グループ**に要因の変数を指定する。**設定**タブでは**データに基づいて検定を自動的に選択します**を選ぶ。対応サンプル（前後比較）では，**グループ**指定ができず，二つの変数を**検定フィールド**に指定する。結果の画面では，**帰無仮説**，**テスト名**と**有意確率**とともに，**決定**に判定が明示される。

12）要因が 3 カテゴリ以上で結果変数の平均値の比較（分散分析）

分析＞**平均の比較**＞**一元配置分散分析**

従属変数リストに平均値を求める結果変数を，**因子**には三つ以上の変量をもつ要因変数をドラッグする。**その後の検定**で多重比較が追加できる。結果では❶分散分析，オプション指定していれば❷多重比較が示される。図 5-31 の例では全体とグループ 2 と 3 の間で有意差が示されている。

単因子變異數分析

SCORE

	平方和	自由度	平均平方	F 値	有意確率 ❶
グループ間	511.891	2	255.945	3.204	.041
グループ内	44657.590	559	79.888		
合計	45169.481	561			

多重比較

従屬変数: SCORE
Bonferroni

(I) education	(J) education	平均値の差 (I-J)	標準誤差	有意確率	95% 信頼区間 下限	95% 信頼区間 上限	
1	2	2.35879	1.18914	.143	-.4966	5.2142	
	3	-.01935	.97522	1.000	-2.3610	2.3224	
2	1	-2.35879	1.18914	.143	-5.2142	.4966	❷
	3	-2.37813*	.96878	.043	-4.7044	-.0519	❷
3	1	.01935	.97522	1.000	-2.3224	2.3610	❷
	2	2.37813*	.96878	.043	.0519	4.7044	

*. 平均値の差は 0.05 水準で有意です。

図 5-31　分散分析と多重比較の結果（SPSS の画面をもとに作成）

13）要因と結果の変数がカテゴリ変数の場合の差や関連の評価

分析＞**記述統計**＞**クロス集計表**

基本メニューでは，**行**に要因の変数，**列**に結果の（2 値）変数を指定すると本書の説明と一致する。**統計量**メニューでは，**カイ 2 乗**と **Cochran** と **Mantel-Haenszel の統計量**を指定する。対応のある検定を行う場合の **McNemar** や，同一性の指標である**カッパ（K）**係数なども指定できる。**セル**メニューでは**期待**度数の出力を指定できる。期待度数が 5 以下のセルがある場合は，**正確確率検定**メニューで**正確**を指定する。

結果ではクロス集計表と❶ Pearson のカイ 2 乗検定の P 値を確認する。もしクロス集計表の期待度数に 5 以下があれば，❷ Fisher の直接法の結果をみる。❸オッズ比は推定値と，漸近 95%信頼区間共通オッズ比を確認する（図 5-32）。

性とSCORE20のクロス表

			SCORE20		合計
			1.00	2.00	
性	男性	度数	199	95	294
		期待度数	208.7	85.3	294.0
	女性	度数	200	68	268
		期待度数	190.3	77.7	268.0
合計		度数	399	163	562
		期待度数	399.0	163.0	562.0

Mantel-Haenszel の共通オッズ比の推定値

推定値			.712
ln(推定値)			-.339
ln(推定値)の標準誤差			.188
漸近有意確率(両側検定)			.071
漸近95%信頼区間	共通オッズ比	下限	.493
		上限	1.029
	ln(共通オッズ比)	下限	-.707
		上限	.029

カイ2乗検定

	値	自由度	漸近有意確率(両側)	正確有意確率(両側)	正確有意確率(片側)
Pearson のカイ2乗	3.279[a]	1	.070		
連続修正[b]	2.951	1	.086		
尤度比	3.292	1	.070		
Fisher の直接法				.077	.043
線型と線型による連関	3.273	1	.070		
有効なケースの数	562				

図 5-32　要因と結果が 2 値変数の場合の結果（SPSS の画面をもとに作成）

14）要因と結果の比例関係について相関係数による評価
分析＞相関＞2 変量

相関係数として Pearson（ピアソン），Spearman（スピアマン）などが選択できる。結果は相関表で示され，各セル上から相関係数，P 値，標本数が示される。**分析＞相関＞偏相関分析**では，**制御変数**として指定した変数について調整した偏相関係数を出力する。

15）要因と結果の比例関係についての回帰係数による評価
分析＞回帰＞線形

SPSS19 以降，自動線形モデリング機能により統計モデルに含める要因を選択することができるようになった。簡便な機能ではあるが，本書では分析者が任意で選択する方法を紹介する。

従属変数に結果の変数を，**独立変数**に要因の変数を移動し，**方法**で変数選択法を選択する。本書では**強制投入法**とする。複数の変数選択法を混在させる場合は，**独立変数**メニュー内の**次へに進みブロック**を用いる。**統計量**メニューでは**信頼区間**や**記述統計量**，**共線性の診断**，**残差の検定**（**Durbin-Watson の検定**）などが追加できる。

結果では，調整済み R2 乗が 0.015 であることから，結果の変数の分散をこのモデルでは 1.5％説明していることになる。分散分析表では，モデルに含まれる全ての係数が 0 であるという帰無仮説に対して P 値が示され 0.05 より小さいときに，「役に立たないモデルとはいえない」ことが示唆される。標準化されていない係数の B が回帰係数であり，P 値は有意確率をみる。VIF（分散拡大）が 10 以上の場合に多重共線性が疑われる（図 5-33）。

モデル要約[b]

モデル	R	R2乗	調整済みR2乗	推定値の標準誤差	Durbin-Watson
1	.142[a]	.020	.015	8.73132	1.974

分散分析[a]

モデル		平方和	自由度	平均平方	F値	有意確率
1	回帰	836.135	3	278.712	3.656	.012[b]
	残差	40862.437	536	76.236		
	合計	41698.572	539			

係数[a]

モデル		標準化されていない係数		標準化係数	t値	有意確率	Bの95.0%信頼区間		共線性の統計量	
		B	標準誤差	ベータ			下限	上限	許容度	VIF
1	(定数)	15.691	2.550		6.154	.000	10.682	20.700		
	性	-1.169	.823	-.066	-1.420	.156	-2.785	.448	.837	1.195
	years	.094	.042	.127	2.221	.027	.011	.177	.561	1.782
	occupation	.609	1.116	.032	.546	.585	-1.583	2.800	.533	1.877

図 5-33 回帰分析の結果（抜粋）（SPSS の画面をもとに作成）

16) 多重ロジスティック回帰分析

分析＞回帰＞二項ロジスティック

　従属変数に結果の2値変数を，共変量に要因の変数を移動し，**方法**では変数選択法が指定できる。本書では**強制投入法**とする。複数の変数選択法を混在させる場合は，**独立変数**メニュー内の**次へ**に進み**ブロック**を用いる。ダミー変数は**カテゴリ**で指定すれば自動的に作成される。**参照カテゴリ**（対照）は，**最後または最初**から選べる。その他のカテゴリを参照とするには，**参照カテゴリ**を用いず，作成した**共変量**に含める。**オプション**メニューで**Exp(B)**の信頼区間を選択することで，オッズ比である**Exp(B)**とその**95%信頼区間**が出力される。信頼区間が 1.00 をまたがないときに有意な結果といえる。その他に**オプション**メニューでは，Hosmer-Lemeshow の適合度が選択できる。同適合度は，有意差がないときに適合度がよいと判定される（図 5-34）。

モデル要約

ステップ	-2対数尤度	Cox-Snell R2乗	Nagelkerke R2乗
1	639.039[a]	.027	.039

Hosmer と Lemeshow の検定

ステップ	カイ2乗	自由度	有意確率
1	3.831	8	.872

方程式中の変数

		B	標準誤差	Wald	自由度	有意確率	Exp(B)	EXP(B)の95%信頼区間	
								下限	上限
ステップ1[a]	sex	.008	.224	.001	1	.970	1.008	.651	1.563
	years	.019	.009	4.154	1	.042	1.019	1.001	1.038
	education			8.233	2	.016			
	education(1)	-.285	.272	1.104	1	.293	.752	.441	1.280
	education(2)	-.857	.300	8.178	1	.004	.424	.236	.764
	定数	-1.072	.404	7.040	1	.008	.342		

図 5-34 多重ロジスティック回帰分析の結果（抜粋）（SPSS の画面をもとに作成）

17) 生存時間分析

分析＞生存分析＞Kaplan-Meier

　まず，生存時間曲線の作図と，結果と要因の2変量解析的な分析から行う。**生存変数**に生存時間の変数，**状態変数**に打ち切り状態の変数，**因子**に要因の変数を移動する。**状態変数**の**事象の定義**で，死亡を示すデータ値を指定する。**因子の比較**でログランク検定が指定できる。**オプション**メニューで**生存推定値**を指定すると，生存時間曲線が得られる。その他の生存時間曲線も作図が指定できる。

分析＞生存分析＞Cox 回帰

　次に，生存時間分析に関する多変量解析を行う。**生存変数**に生存時間の変数，**状態変数**に打ち切り状態の変数，**因子**に要因の変数を移動する。**状態変数**の**事象の定義**で，死亡を示すデータ値を指定する。**共変量**に要因の変数を移動し，**方法**では変数選択法が指定でき，本書で

は**強制投入法**とする。複数の変数選択法を混在させる場合は，**独立変数**メニュー内の**次へ**に進み**ブロック**を用いる。ダミー変数は**カテゴリ**メニューで指定すれば作成される。その際，**参照カテゴリ**は**最後**または**最初**から選べる。**作図**で各種生存時間曲線が指定できる。**オプション**メニューで **Exp に対する CI**（信頼区間）を選択することで，ハザード比である Exp(B) とその95%信頼区間が出力される。**因子の比較**でログランクを指定すると，検定ができる。**作図**メニューで**累積生存確率**を指定すると，生存時間曲線が得られる。

方程式中の変数

	B	標準誤差	Wald	自由度	有意確率	Exp (B)	Exp(B) の 95.0% CI	
							下限	上限
age	.024	.014	3.266	1	.071	1.025	.998	1.052
sex	.063	.313	.041	1	.839	1.065	.577	1.966
macclss	.361	.179	4.064	1	.044	1.435	1.010	2.037
nodtrans	.561	.188	8.922	1	.003	1.753	1.213	2.533
stage			12.678	4	.013			
stage(1)	-.791	1.229	.414	1	.520	.454	.041	5.040
stage(2)	-1.825	.841	4.706	1	.030	.161	.031	.839
stage(3)	-2.032	.872	5.430	1	.020	.131	.024	.724
stage(4)	-.161	.614	.069	1	.793	.851	.255	2.837

図 5-35　コックスの比例ハザードモデル分析の結果（抜粋）（SPSS の画面をもとに作成）

18) 探索的因子分析

分析＞次元分解＞因子分析

分析に用いる変数を**変数**に移動する。**因子抽出**メニューで**方法**は**最尤法**を指定し，**表示**では**回転のない因子解**と**スクリープロット**を指定する。**回転**メニューとして**プロマックス**を指定し，結果を視覚的に確認するには**因子負荷プロット**を指定する。**記述統計**メニューでは必要に応じて **1 変量の記述統計量**や**相関行列**の**係数**，**KMO と Bartlett の球面性検定**を指定する。

Kaiser-Meyer-Olkin の標本妥当性の測度は 0.5 より大きく，Bartlett の球面性検定の有意確率は 0.05 より小さいときに因子分析の実施が妥当とみなす（図 5-36）。スクリープロットは，各因子の固有値を示した折れ線グラフである。固有値は，各因子が全体をどのくらい説明できるかを示す。固有値が 1 より小さいときにはその因子はもとの変数 1 個分より説明する力が弱く，不要であるとみなすカイザー規準が知られている。パターン行列が回転後の因子負荷量である。斜交回転を行った場合，因子相関行列が示される。

KMO および Bartlett の検定

Kaiser-Meyer-Olkin の標本妥当性の測度		.916
Bartlett の球面性検定	近似カイ2乗	5120.231
	自由度	190
	有意確率	.000

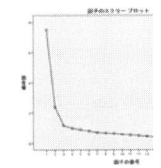

パターン行列

	因子		
	1	2	3
D1	.723	-.073	-.056
D2	.533	-.042	.062
D3	.750	-.033	-.033
D4	.173	-.132	.520
D5	.733	-.073	.047
D6	.767	.032	-.014

因子相関行列

因子	1	2	3
1	1.000	.703	-.169
2	.703	1.000	-.092
3	-.169	-.092	1.000

因子抽出法：最尤法
回転法：Kaiser の正規化を伴うプロマックス法

図 5-36　探索的因子分析の結果（抜粋）（SPSS の画面をもとに作成）

19) 確証的因子分析
分析＞IBM SPSS AMOS

確証的因子分析は，AMOS という SPSS ソフトウェア群の一つを用いて行う。分析モデルをグラフで作成することができ，アイコンを選択して描くことができるが，本書ではプルダウンメニューで説明する。**図＞観測される変数を描く**を選択してデータのある観測変数（長方形）を，**図＞直接観測されない変数を描く**を選択して潜在変数（楕円）を，誤差変数は**図＞固有の変数を描く**を選択して追加できる。確証的因子分析の場合は，潜在変数間は両矢印を引き，それ以外は観測変数に対して向かう矢印を引く。各ボックスに変数を指示するには，**図＞データセットに含まれる変数**で一覧表から変数を各ボックスにドラッグするか，ボックスをダブルクリックしてキーボード入力する。**表示＞分析のプロパティ＞出力**タブから**標準化推定値，重相関係数の平方（差に対する検定統計量）**を選択する。誤差変数に向かう矢印をクリックして係数に1を入力する。同様に潜在変数から観測変数に向かう矢印のうち一つは係数を1にする。**分析＞推定値**で計算して分析が実行される。結果を出力するファイルの保存場所を指定することが求められる。モデル全体の評価として χ^2 乗検定と適合度指標（GFI と AGFI）などを用いる。χ^2 乗値は有意でないときに，GFI や AGFI は1に近いときによいモデルであり，0.9 が目安とされる。また，GFI に比べ AGFI が著しく低下するモデルは好ましくない。その他に，RMSEA（0.1 以上で，当てはまりが悪い）や AIC（相対的な比較に用いられ，小さいほどよい）などを用いることがある。パス係数の推定値については，0に近いほど関係がないことを示し，t 検定の結果有意な場合は *** が表示される（図 5-37）。

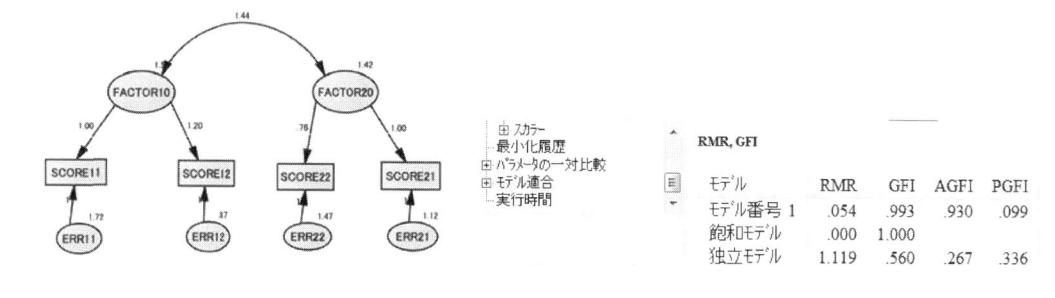

図 5-37 確証的因子分析の結果（抜粋）（SPSS AMOS の画面より作成）

なお，クロンバックのα係数はAMOSではなく，SPSSの**分析＞尺度＞信頼性分析**を用いて別途計算する。α係数を求める変数の組み合わせを**項目**に含め，**統計量**オプションで**項目を削除した時の尺度**を加えると，各変数の影響度を示す結果が出力される。

参考文献

Der G., Everitt B. S. 2007 Basic Statistics Using SAS Enterprise Guide: A Primer Cary SAS Institute

石村貞夫，石村友二朗，加藤千恵子　2011　SPSSによる臨床心理・精神医学のための統計処理　東京図書

Meyers L. S., Gamst G, Guarino A. J. 2009 Data Analysis Using SAS Enterprise Guide New York Cambride University Press

小塩真司　2004　SPSSとAmosによる心理・調査データ解析―因子分析・共分散構造分析まで　東京図書

佐藤博樹，石田浩，池田謙一　2000　社会調査の公開データ―2次分析への招待　東京大学出版会

高柳良太（著），SAS Institute Japan（監修）　2008　SASによる統計分析―SAS Enterprise Guideユーザーズガイド　オーム社

第6章 研究内容の表現と方法の選択

横山和仁／廣島麻揚／七井琢哉

看護研究の成果は，専門誌への投稿，学会報告などで公表されることにより，他の研究者の評価を得，さらにその領域の研究に資することができる。本章では，学術論文（原著論文）の作成および会議におけるプレゼンテーションの方法について，筆者らのノウハウも含めながら解説する。

6 研究内容の表現と方法の選択

1 学術論文の書き方

(1) はじめに

グッドマンとエドワーズ（Goodman, N.W., Edwards, M.B.）の著書 Medical Writing 第 3 版（2006）に記載された「初版への序文」には、「医師、看護師、その他の医療従事者および医学者はその考えを他人と効果的に交流する必要がある」として「研究は、最終的に執筆されたレポートにより評価されることがしばしばである」と述べられている。すなわち、「論文は科学的研究のゴール」（廣谷, 2008）ということができる。看護研究にあたっても、その成果を原著論文として報告することが求められている。さらに、世界に向けてその成果を発信するためには、英語による論文作成が不可欠である。

筆者が、学術雑誌に投稿する英語論文を初めて書いたのは、30 年以上も前である。当時は、PC はおろかワープロすらなく、執筆にはタイプライターを用いる必要があった。また、もちろんインターネットのデータサービスも電子ジャーナルも存在せず、*Index Medicus* や医学中央雑誌で文献を検索し、医学図書館で該当文献を見つけ出して製本された雑誌（重い！）を何冊もコピー機のある場所までキャスターで運び、コピーしていた。タイプ原稿を切り貼りして何度も修正してようやく作成した最初の論文原稿を指導教授であった黒川正則先生（故人）に届けても、同先生は「これは使えない」とあらためてご自分でタイプをし直され、でき上がった投稿用原稿には、もとの文章はみる影もなかったことを記憶している。投稿論文の図は手書きであったため、ロットリングペン（ドイツ製の製図用具）や定規の使い方、レタリングの基本などを覚えざるを得なかったが、今となっては貴重な経験であった。大学院修了後は幸い教員の職を得ることができ、荒記俊一先生（現東京大学名誉教授）のお世話になり、以後、長期にわたって論文作成をはじめ厳しくご指導をいただくことができた。本稿の内容には荒記先生の受け売りが多くを占めている。

学術論文の書き方についての成書は多数存在しており、本稿ではそれらの内容を繰り返すことよりは、むしろ筆者の経験に基づくことに焦点を当てたいと思う。

(2) 忘れてはいけない重要なこと

1) 指導者なしに論文は書けない

当たり前のことであるが、大学院生、若手教員・研究者などの初学者にとって、研究や論文作成を進めるためには、優れた指導者の存在が欠

かせない。もちろん，特別に優秀な者にとっては，独学でこれらを行うことは可能であろうが，そのような場合はごく例外的なことである。したがって，自分がどのような指導者につくかということはきわめて重大であり，進学や就職の際には必ず考慮しなければいけない事柄である。また，さまざまな機会をみつけて，研究および論文作成を指導・協力してもらえる研究者をみつけ出す必要がある。指導教員（大学院生の場合）または上司（教員・研究者の場合）以外の研究者の指導・協力を受ける場合は，それぞれから了解をとることが必要である。

一方，ある程度の地位の教員・研究者では，プライドが邪魔をして他人の指導を受けることを避けるようになるが，これは誤りである。例えば，英語論文作成の指導は，英語論文の業績がない者には困難である。教員や研究者は自らがさらに成長し，次世代を育てるためにはその能力と実績を得なければならないという自覚が必要である。そうした指導者が育たなければ，日本の看護研究の未来はない。また，自分が指導する学生・若手教員に原著論文を書かせたいが，その指導に十分な自信がない場合は，適切な共同研究者・共著者を求め，その協力や援助が仰げるように配慮すべきである。なお，共同研究者・共著者は必ずしも看護研究者である必要はなく，臨床ないし基礎医学，社会医学，心理学などのバックグラウンドであっても構わないと考える。

2） オリジナリティー＝独善ではない

学術雑誌から査読を依頼される投稿論文には，研究のオリジナリティー（独創性）と独善を混同している例が，特に国内誌に，しばしばみられる。「これまで，○○が○○に及ぼす影響に関する報告は見当たらないので，この点を調査した」と序文で記述している論文の多くでは，既報の研究に関する正確かつ十分な情報収集が行われていないと思われた（実際，文献検索を行ってみるとかなりの数の論文がみつかった）。国内外には，自分と同じ領域に属し，かつ同様な関心をもつ研究者が多数いることを考えれば，自分が思いつくようなことはすでに他の誰かが考えていると思わなければならない。したがって，既報の論文などの情報は十分検索し，かつ自分の書こうとしている論文に必要かつ十分な引用を行う必要がある。

3） その文章がすべてであり，口頭で補うことはできない

上記の査読体験で感じた第2点は，書き方自体の問題である。せっかく苦労して興味深いデータを集め分析していながら，一言で述べれば「何が書いてあるのかわからない」という論文が存在している。その原因の多くは論理性の欠如である。例えば，「脳出血と動脈硬化のリスク因子との関連性は，高血圧が脳出血例で多く，有意差がみられたが，他のリスク因子およびその組み合わせとでは有意差がみられなかった」という文章である。論文執筆者のいいたいことは，論文全体を読み通すと想像はできるが，正確な理解であるかは保証がない。大学院生がこのよ

うな文章を書いた場合は意味不明と朱書して原稿を返却する。これに対して，当人が「これはこういう意味だ」と口頭で説明を始めることがある。その場合は，「君は論文の読者または査読者をいちいち訪ねて，『実はこういう意味です』と説明するのですか？」と述べることにしている。

4） 優れた論文を真似すること

査読で感じた第3の問題点は，独りよがりな図表の描き方である。当該雑誌あるいは国際的な一流誌の掲載論文を**徹頭徹尾**真似して，図表を作成する必要がある。「優れた論文の真似」は，研究計画・デザインの立案から論文作成に至るまで，初学者がまず行うべきことである。その経験を積み重ねてこそ，自分独自でこれらを行うことが可能となる。手本となるべき「優れた論文」をみつけるためには，自分で探すと同時に，どのような論文を参照するか指導者に教えを請う必要がある。

5） 努力と手間を惜しんではならない

研究デザインの立案からデータ解析までのプロセスを終えてようやく論文作成にとりかかることとなるが，論文作成は研究自体と同じウェイトであると考える必要がある。時間をかけて集中して，図表や本文を**繰り返し修正**し，わかりやすく明瞭な論文としなければならない。『トップジャーナルにアクセプトされる医学論文』（高橋，2007）では，「論文をグレードアップする7つの鍵」として，「論文のポリッシュ・アップ」，「洗練されたパラグラフの構成」，「明解なセンテンスと適切な句読法」，「正確な科学用語の使用」，「効果的なエディティング」，「わかりやすい図表の作成」，および「間違いを防ぐゲラ校正」をあげている。非常にわかりやすくかつ重要な指摘であるので，同書は一読されたい。場合によっては，論文執筆中にデータ分析をあらためて行う必要が生じる。以上のプロセスは，適切な指導のもとで行われることにより，効果的かつ効率的なものとなる。

（3） 論文作成の手順と注意点

1） 十分な情報（既存の文献など）を収集し，かつ何を述べるかを明確にする

まず，既存の文献などを十分収集し，それらを自分が行った研究とその結果と対比して，何を述べるか，明確にする必要がある。前掲書（高橋，2007）では，優れた論文を作成するために常に念頭に置く必要がある点として，「①何を目的に研究を行ったか？　②過去にどのような研究が行われているか？　③どのような方法で研究を行ったか？　④どのような結果が得られたか？　⑤どのような方法で結果を検定したか？　⑥研究の結果，何が明らかになったか？　⑦論文で読者に伝えたいメッセージは何か？」をあげている。これらの指摘を論文執筆開始から投稿まで心得ておくべきである。

2) 最初に，結果（Results）と図表を作成する

論文執筆に際しては，まず図表を作成するとよい。これにより，自分の主張のエッセンスをまとめることができる。次に結果を記述する。注意すべき点は，以下のとおりである。

① 図表は自分勝手に作成せず，**徹頭徹尾**優れた論文の真似をする。
② 図表の数は最小限とする。少なければ少ないほどよい，と思ってほぼ間違いない。また，シンプルなものほどよい（むやみに立体的なグラフを用いない，など）。
③ 表には必要十分な数値と統計検定結果を示し，他の研究者がその研究を再現ないしチェックできるようにする。図は，複数のデータの関係や特に強調したいデータを示す。
④ 表のタイトルは，表の上に書き，注を表の下に入れる。図の説明は，通常，別のページにまとめて書く（図の上や下にはつけない）。
⑤ 図表だけをみても重要な点はわかるようにする。例えば，表のタイトルなら以下のとおりである。何を表しているのかがわかる，具体的な記述が必要である。

　× Table 1　Income and sociodemographic variables.
　〇 Table 1　Correlation coefficients between income and 5 sociodemographic variables in 3500 residents in Tsu-city, Japan.

図表の案ができたら，それをみながら結果の文章を書く。ここで述べるべきことは，単なる生データや図表の繰り返しではなく，データが示す知見である。

　× Income and sociodemographic variables are shown in Table 1. Correlation coefficients between income and educational level was 0.565 ($p < 0.05$), income and job class was 0.102 ($p > 0.05$), income and number of family members was ……．
　〇 Correlation coefficients between income and 5 sociodemographic variables in 3500 subjects are shown in Table 1. Only clearly, income is significantly correlated with educational level, among the five variables examined. Figure 1 illustrates the relationship between income and education levels in the subjects.

ここには，いくつかのポイントがある。

① 本文中の表の引用は，表のタイトルに近い表現とする。
② 本文には，図表のデータを繰り返してはならない（表に相関係数が示してあるのだから，その数値を繰り返さない）。また，記述すべきことは，収入（income）のみが教育レベルと有意な（significantly）相関があったという**データが示す知見**である。
③ 特に，有意な相関があったことは重要であるので，図で示す（この場合は XY 散布図）。

3) 対象と方法（Subjects and Methods, Materials and Methods, Methods...）を書く

　対象と方法が重要である理由は，第一に，ここに記述された対象と方法に従って研究を行うと結果に述べた事項が得られること（整合性），第二に，同様の結果が他の研究者でも得られること（再現性）を保証する必要があるからである。例えば，ある事業所の作業者500名を対象とした研究で体重と血糖値に有意な相関があるという結果が得られた場合，対象と方法には少なくとも，この500名は全員なのかそれとも一部なのか，一部ならどのように選んだのか，採血は，いつ（午前中？空腹時？），誰が（検査機関？），どこで（採血場所は？），何を用いて（真空採血管？），どのように（静脈血？）行ったのか（血糖値や体重の測定についても同様），を述べる必要がある。対象と方法の執筆にあたって勧めたい点を列挙する。

① 自分の論文と同様な論文を真似して，場合によって切り貼りする。
② この論文の章見出しは，投稿先の雑誌の規定に合わせる（例えば，Subjects and Methods なのか，Materials and Methods なのか）。
③ 小見出しは，Subjects（対象），Collection and Analysis of Samples（資料・試料の収集と分析法），統計処理（Statistical Analysis），倫理的配慮（Research Ethics）などと，明解な分類に従ってつける。

4) 図表，結果，対象と方法をもとに指導を受ける

　ここまでまとめたら，研究指導を受けることを勧める。筆者は，研究室のセミナーで発表してもらい，内容を吟味するとともに，その論文で何を主張したいのか，またその重要性（significance）と独創性（originality）はどこにあるのか，説明を受けるようにしている。このセミナーでの議論をもとに原稿を手直しすることから，本格的な論文作成が始まるといえる。この段階で，学会や研究会での発表を行い，他の研究者との議論を論文作成に役立てることもありうる。ただし，原著論文として公表されることが優先権（priority），すなわち誰が最初に発見・報告したか，の確保に不可欠であることは覚えておく必要がある。学会発表では優先権は認知されないことがしばしばあるため，最先端の競争が激しい分野では，まず論文として公表する必要がある。

5) 考察（Discussion）を書く

　でき上がった論文では，考察の冒頭に序論（Introduction）で掲げた研究仮説への回答，すなわち，その論文で何をいいたかったのかを述べることになる。これは論文で最も重要なポイントとなる。しかし，この段階では序論はまだ書かれていないので，この点を念頭におきながら，結果の要約を述べる。つまり，今回の結果の要約とそこから得られる結

論を記述する。例えば，以下のとおりである。

The results of the present study indicated that in this samlpe, income increased significantly by educational level, whereas the other four factors were not significantly associated with income. Therefore, in the five factors that were investigated, the educational level was the most important determinant of income in Japanese people.（今回の研究では，対象者の収入は教育レベルにより有意に増加したが，他の4因子と収入との有意な関連はなかった。したがって，今回調査した5因子の中で，教育レベルは日本人の収入を規定する最も重要な因子と考えられた。）

ここに，これまでの他の研究のまとめ（レビュー）が書かれている論文が時折みられるが，これは間違いである。こうした既存の研究のまとめは，序論に書かれていなければならない。重要なことは，**考察に引用する論文の大半は序論で引用されているはずである**ということである。序論では，これまでの研究の到達点を前提として，今回の研究でさらに何を明らかにしたいかを述べるからである。

次に，今回の研究と同様な結果を得ている論文を引用し，自分の結果の正当性を主張する。さらに，こうした一連の研究から主張できる点を述べる。例えば，以下のとおりである。

Similar to the results of the current study, Kato et al. (2009) and Suzuki et al. (2010) have also reported a positive association between income and education. Their studies were conducted in urban populations, whereas the current study was conducted in a rural area. Therefore, taken together, these studies seem to indicate that education is a potent factor affecting the income of all Japanese people.（今回の結果と同様に，加藤ら（2009）と鈴木ら（2010）は収入と教育レベルの正の関連を報告している。彼らの研究は都市部で行われ一方，われわれの研究は非都市部で行った。したがって，教育は日本人全体にとって収入に大きな影響を与える規定因子であると思われる。）

さらに，得られた結果の解釈ないしメカニズム（どうしてそうなるか）を述べる。これは著者の意見であり自由に主張してよいが，根拠の明示が必要である。例えば，以下のとおりである。

A survey of 350 companies in Japan showed that the proportion of university graduates among employees in managerial positions was higher than among non-managerial positions (Sasaki et al. 2003). Moreover, unemployment level was reportedly higher in a population with a high school, or lower education, compared to university graduates (Thomas and Bank, 2007). Therefore, differences in job status resulting from education may underlie the association between education and income.

一方，これまでの報告と異なっている場合は，その理由を検討する。

例えば，以下のとおりである。

In contrast to the corrent study, Yoshida (1999) reported that the annual salary of university graduates and other employees in a Japanese computer company did not differ significantly. This result was probably caused by the small sample size in Yoshida's study (200 workers), which was much smaller than that of the current study.

さらに，全体を総括して，今回の研究の独創性と重要性を示す。例えば，以下のとおりである。

Thus, the present study demonstrated that educational level is a major determinant of income in Japanese people. Education seems to be essential in Japanese society.

考察の最後では，今回の研究の不備な点や弱点を述べ，今後研究すべき方向について述べる。例えば，以下のとおりである。

The present study was a cross-sectional study. Therefore, it is suggested that a cohort study on subjects with different educational levels be conducted to confirm the causal relationship between education and income.

6) 序論（Introduction）を書く

序論には，論文の前提となる基礎的な情報や背景を述べる。また，研究の目的や仮説を記述する。序論―結果―考察の一貫性が重要となるので，研究目的（仮説）は，上記で書いた考察の冒頭と対応するように書かなければならない。高橋（2007）は，重要なポイントとして「第1は読者が著者らの研究テーマを明確に理解できるように研究内容の背景を十分説明すること，第2は研究テーマ設定の理論的根拠と重要性を折り込むこと」をあげている。

序論を書くにあたって，研究の背景や重要性は，決して抽象的であってはならない。例えば，収入の社会的要因の研究として，格差問題や政府の貧困対策を長々と記述したあとで「このようにわが国では，収入をめぐる社会問題が関心を集めているので，その要因を探索するためにこの研究を行った」というようなことを大学院生が書いてくることがある。これでは学術論文とはいえない。収入に影響する社会因子について何を明らかにしたいのか，を明確にしなければならない。

結果と考察を序論より先に書く意味は，ここに存在する。すなわち，今回の結果が「（都市部のみでなく）非都市部でも教育レベルが高いと収入が高い」ことであれば，収入と教育に関連するこれまでの研究をレビューして，この仮説に関してどこまで明らかになっているかを述べたうえで，研究の目的を「教育レベルが高いと収入が高いことが非都市部でも当てはまることを検証する」と明示する必要がある。いわば，演繹的かつ仮説検証型の書き方といえる。なお，いわゆる「質的研究」は帰納的で仮説生成型であるとされるが，その場合であっても「なんとなく

やってみたい」―「やってみたらこうでした」というような書き方，例えば「患者の家族の思いをまとめたい」，は避けるべきである。研究目的をピンポイントで具体的に述べる必要がある。

7) 全体を見直す

以上までの作業を終えたら，論文全体を見直し，序論―結果―考察が一貫しているか，あらためて確認する。文章自体の見直しについては，前掲書（高橋，2007）がたいへん参考になるので，一読していただきたい。その他，注意すべき点を列挙する。

① 重複がないか：上述の図表と本文との間以外に，例えば「五つの調査項目のうち，教育歴**のみ**が収入と関連があった。残りの4項目は関連がなかった。（二つ目の文章は不要）」，「佐藤ら（1999）は教育歴と収入の有意な関係を見出した。また，木下（2003）は，婚姻状況と収入の有意な関係を報告した。」（一つの文にまとめられる）というような類いである。これは，かなりていねいに読み直さないと修正できない。重複をなくして簡潔な文章（短ければ短いほどよい）を目指すべきである。

② 辻褄が合わない，非論理的な箇所がないか：脳出血の論文の例を先にあげたが，その他，例えば「従来，社会因子と収入の関連が報告されているが，教育についての報告はない」というような文は，「収入と民族的出自，出生地，および婚姻の関連は従来報告されているが，教育との関連は報告されていない。」と改めるべきである。また，図表および本文の数値に不一致がないか（合計が合わないことも含む），見直すことが必要である。

③ 説明不足がないか：「今回の研究では倫理的な配慮のため，調査用紙とは別に個人情報はコード化して管理した」というように「コード化」という用語でわかった気になってしまうことがあるが，よく考えると具体的に何をしたのかがわからない。他人が理解できるようにていねいに記述することが重要である。

④ 独りよがりの思わせぶりな用語がないか：例えば，「関係性（関連性）」，「相関関係（統計学の相関とは別な使い方）」，「思い」，「有意味」，「有意性」，「先行研究」などである。平易な表現（関係性→関係のはず）とは異なる特殊な意味で用いるのであれば，厳密に定義しなければならない。この意味で，かぎかっこ（「　」）つきの用語は不用意に用いてはならない。

⑤ 用語法，漢字，綴り・文法（英文）が正しいか：「有意な相関がみられた」とすべき箇所を「有意差がみられた」とする誤用がしばしばみられる。その他，すべてにわたって正しい用語と文法を心がけなければならない。

8) 要約（Abstract），結論（Conclusion）およびタイトルページを作成する

査読者や読者は多忙であり，また必ずしもその論文の扱う題材に詳しいわけではない。このため，論文タイトル，要約・結論および図表に目を通して，興味を抱かない，あるいは低い評価を覚えた場合は，それ以上真剣に読まれることはない。したがって，これらの書き方は非常に重要である。

① 要約：研究内容をまとめたものであり，研究目的，対象と方法，主な結果および結論を記載する。簡潔でかつ論文の主要な点を反映させなければならない。最近の国外誌では IMRAD（Introduction, Methods, Results And Discussion）形式，すなわち，目的，方法（対象も含む），結果および考察（結論）といった項目別に書くことを求められることが多い。投稿誌によってこの形式および長さ（単語数，文字数）が定められているので，投稿規程を熟読しなければならない。

② 結論：通常は考察の項の最後に結論を書くが，雑誌によっては結論の項を独立させていることがある。ここには，考察で述べた議論をもとに，最終的な結論と今後の展望を述べる。結論の内容は序文の結語と論理的につながらなければならない（高橋，2007）。

③ タイトルページ：論文の1ページ目をタイトルページと呼ぶ。ここには，論文の種類（原著，総説など），タイトル，著者名とその所属，著者の代表（Corresponding author）および連絡先などを投稿規程に従って記載する。タイトルは研究主題または内容を表す。例えば，前者が「がん患者の家族の介護負担に及ぼす地域からのサポートの影響」であれば，後者は「地域からのサポートはがん患者の介護負担を減少させる」と具体的な情報を示す。タイトルの書き方については，廣谷（2008）の著書が詳しい。

9) 原稿全体をひとまとめにして，再度推敲のうえ，研究指導者に提出して指導を受ける

全体の構成としては，通常1ページ目がタイトルページ，2ページ目が要約，3ページ目から序論以後の本文となる。また，文献は，本文の後にページを改めてリストする。さらに，図の説明文（Figure legend）をまとめて書いたページ，図（1ページ1枚），表（同），および付表（Appendix）（同）となる。こうしたページ分けを守らない投稿論文がしばしばみられるが，これはよろしくない。

以後，指導を受けながら繰り返し論文を修正する。この繰り返しの修正を怠ってはよい論文は生まれない。通常は手書き（朱書など）で修正の書き込みが行われるので，書き改めた原稿を指導者に届ける際は，それまでの修正稿を添付することを忘れてはならない。このため，原稿の提出日と返却日を1ページ目に記入して順番がわかるようにするとよい。

10) 完成した原稿を投稿する

投稿先の雑誌の規定を熟読し，これを完全に守るようにする。特に逸脱しやすいのは，文献の記載および引用方法，表の書き方，タイトルページ（特に著者名の書き方）などであるので注意を要する。また，電子データ（Word ファイルなど）の投稿が求められる場合，Excel で作成した表を，本文（Word ファイル）に貼り付ける例やそのまま Excel ファイルで投稿する例がみられるが，雑誌によっては編集作業上迷惑となることがある。投稿規定に従うことが必要である。最近では，Web からの投稿のみを受け付けている雑誌が増えているので，ますます注意が必要である。

投稿論文には通常カバーレターを添付する。これは雑誌の編集委員会（編集長）あてで作成し，タイトル，著者名（3 人目までくらい），論文の種類（原著，総説など）および簡単な内容と論文の意義を記載する。カバーレターは著者の代表（Corresponding author）が作成することとなる。大学院生や若手教員の場合は研究指導者がこの代表となるであろうが，手紙の下書きを代わりに作成して原稿とともに届けることが勉強になる。

11) 論文の修正と再投稿

投稿論文は編集委員会（委員長）から査読者（Reviewer，通常複数）に送られ，審査を受ける。雑誌によっては，査読者に送る前に編集委員が目を通し，問題外と判断されて掲載不可（Reject）と判断されることがある。査読者は論文を審査し，掲載不可，掲載可（そのまま），掲載可（修正を要する），判断保留（修正後の再投稿論文で判断）などの判定をする。判定とともに修正すべき点（コメント）の一覧や掲載不可理由が編集委員会に送られ，委員会または担当編集委員により最終決定が行われる。

コメントが編集委員会から届き，書き直しが求められた場合は，無視してはならない。コメントに従って論文を修正することが不可欠である。再投稿にあたっては，個々のコメントごとに，修正内容（簡潔に！）および箇所（何ページの何行目かなど）の一覧を添付する。また，原稿の本文，図表などは，編集委員会からの指示に従って修正箇所がわかるようにする（アンダーラインなど）。なお，どうしても査読者のコメントが腑に落ちない場合には，当該個所を修正しない理由をていねいかつ論理的に述べる。再投稿で掲載可，すなわち受理（Accept）とならず，再再投稿を求められることがあるが，根気よく対応するべきである。査読結果に従い論文を修正するにあたっては，必ず研究指導者や共著者の指導を受けるべきである。

論文が掲載可となった場合は，編集委員会および出版社の指示に従い，原稿および図表の最終版を送付する。この段階で，文法・用語，文献の記載・引用など細かいところにミスがないか，繰り返し見直す必要がある。

12) 補足と参考図書
a. 英語論文の作成

英語論文を作成する場合，まず日本語で原稿を作成し，これを翻訳する例がある。特に，業者に翻訳を依頼した場合は，高額の手数料が請求されることが多い。このやり方はあまり勧められない。とにかく，英語で書き始めることが必要である。この場合，我流で書くのではなく，既存の文献を収集し，その表現を真似することが不可欠である。田村とコーブ（Kaub）(2006)，ウィリアムス（Williams, 2007）などの成書を参照されたい。また，特に大学院生や若手教員は，適切な指導者ないし共著者の指導を繰り返し受けなければならない。

b. 著者

著者とは論文の書き手であると同時に，その論文の内容・論旨について学問的かつ社会的に責任をもつ人たちである（廣谷, 2008）。著者名とその順番の考え方（Authorship）については，成書（同）を参照されたい。ただし，原稿を再構成し，投稿に値するように修正する作業は単なる添削にはとどまらないので，論文作成に協力した指導者・共同研究者の寄与は高く評価しなければならない。この点を初学者は誤解して，論文を自分の実力で完成したと思いがちである。

c. 参考図書

上記までに引用した図書のほか，以下をあげておく。正しい英文を書くうえで必要な最低限の知識がよくまとめられている。

① Strunk, W. Jr, White, E. B.　2009　Elements of Style, Longman
② Shertzer, M. D.　1996　Elements of Grammar, Longman

2　プレゼンテーション

(1) なぜプレゼンテーションをするか

1) プレゼンテーションとは？

プレゼンテーションとは，「会議などで，計画・企画・意見などを提示・発表すること」（新村, 2008）である。もう少し目的をふまえた言い方をすれば，発表者自身の考えやもっている情報を，聴衆（対象者）に伝え，理解や共感，合意を得る手段である。学会や研究会の発表に限らず，研究助成の応募書類なども一種のプレゼンテーションといえる。プレゼンテーションは，決して特別なものではなく，私たちの身近な所にも存在している（表6-1）。

多くの場合，プレゼンテーションの時間（あるいは分量）は限られており，限られた時間（あるいは分量）の中でいかに情報を伝えるかが，重要なポイントとなる。

発表するべき研究成果が，信頼性も妥当性も，さらには臨床的意義も十分ある素晴らしいものであったとしても，プレゼンテーションが不十分なものであれば，相手の理解や共感，合意を得ることは困難である。

表6-1 プレゼンテーションの例

・研究者が自身の研究成果を発表する。
・研究助成の応募書類で，自分の研究テーマの重要性や研究方法の妥当性，実施可能性などを審査員にアピールする。
・家電量販店の店員が，パンフレットを使って，お客さんに新製品の説明をする。
・新規事業の計画を社内会議で提案する。
・政治家が自分の考えや公約を人々に理解してもらい賛同を得るために，街頭演説をする。

2) プレゼンテーションの目的

プレゼンテーションの最終目的は，相手の理解や共感，合意を得ることである。研究発表の場合，「合意」という表現に違和感を感じるかもしれない。つまり，あなたは聴衆に「理解」してもらうことが最終目的だと思うかもしれない。しかしながら，研究の目的・方法をきちんと理解してもらったうえで，信頼性および妥当性のある結果と考察であると聴衆の納得を得ることが，研究発表の場合，最終目的だと筆者は考える。学位論文の審査会では，まさに審査員の「合意」（別の表現でいえば，「理解し納得してもらうこと」といえるかもしれない）を得ることが重要になる。また，研究助成の申請書においても，審査員の「合意」が得られなければ，助成金が獲得できることはまずないといってよいだろう。相手の合意を得るためには，まず相手に興味をもってもらい，発表内容を聴いてもらうこと，そして発表内容（研究の重要性や方法の妥当性，結果の信頼性，妥当性など）を理解し，納得してもらうことが必要になる。

(2) プレゼンテーションのストーリー

プレゼンテーションのはじめは，相手に興味をもってもらうことである。相手に興味をもってもらえなければ，プレゼンテーションは成り立たない。では，相手に興味をもってもらえる，よいプレゼンテーションとはどんなプレゼンテーションだろうか。

よいプレゼンテーションには，人をひきつけるストーリーがある。ストーリーは，発表者自身が構築しなければいけない。研究発表（特に口頭発表）の場合，大まかな流れは「研究の背景→目的→方法→結果→考察→結論」と決まっているが，はじめの導入部でどのように聴衆を引き込むか，研究の信頼性と妥当性をどのように聴衆に伝え，結果を理解および納得してもらうか，結果の重要性をどのように理解してもらうかは，発表者の構築するストーリーに大きく委ねられている。

一般に，プレゼンテーションのストーリー作りは大きく二つの方法に分けられる。二つの方法とは，SDS法とPREP法である。学会の口頭発表は多くの場合，上述の「研究の背景→目的→方法→結果→考察→結論」の流れに沿って行うため，SDS法・PREP法を用いることは少ないが，ポスター発表の場合にはこれらが参考になる。

SDS法は，Summary（要約），Details（詳細），Summary（要約）

からなる。はじめのSummaryでは，どのような研究を行ったのか，研究の目的，経緯，背景，意図などを話す。Detailsでは，研究の詳細，つまり具体的な研究方法や結果について話す。そして，最後のSummaryで，研究に関する考察と結論を述べる（表6-2）。

PREP法は，Point（要点），Reason（理由），Example（実例），Point（要点）からなる。はじめのPointで，どういう研究を行って，どのような結果であったか結論を含めた要点を述べる。Reasonでは，なぜそのような結果に至ったのか，方法や結果，また研究の目的，経緯，背景，意図なども話す。Exampleでは，研究の詳細について実例をあげる。最後のPointでは，もう一度結果を述べて締めくくる（表6-2）。

表6-2 プレゼンテーション：ストーリー作りの方法

・SDS法	・PREP法
Summary：要約 Details：詳細 Summary：要約	Point：要点 Reason：理由 Example：実例 Point：要点

実際のプレゼンテーションでは，これら二つの方法に加え，導入部と質疑応答を用意しておく。

(3) プレゼンテーションの種類

プレゼンテーションは，提示資料を投影して行う投影型プレゼンテーションと，印刷して行う印刷型プレゼンテーションに分けられる（表6-3）。

表6-3 プレゼンテーションの種類

- ●投影型プレゼンテーション
  - ・プロジェクタを使って大型スクリーンにスライドを投影して行う。
  - ・ノートパソコンやタブレットコンピュータを使って行う。
- ●印刷型プレゼンテーション
  - ・大判用紙に印刷して行う（ポスターセッション）。
  - ・印刷した資料を聴衆に配布して行う。

投影型プレゼンテーションの特徴は，発表者が動的にプレゼンテーションをコントロールできることである。聴衆の反応をみて，プレゼンテーションの順番やスピードを変化させたり，アニメーション効果を使って注意を引くことができる。これらは一見メリットのように思えるが，プレゼンテーションのできのよし悪しが発表者に委ねられているということであり，事前の準備や練習がプレゼンテーションのできに大きく影響する。しかしながら，聴衆の注目度は高く，また一度に多くの人に聴いてもらえるため，多くの人の理解や共感，合意を得るのに最善の方法といえる。

印刷型プレゼンテーションは，事前にポスターサイズに印刷した資料（ポスター）を掲示したり，A4サイズなどに印刷した資料を手元資料として使い，プレゼンテーションを行う。特徴は，注目する箇所を聴衆自身が決められることである。つまり，発表者は「こちらの図は…」「次はここをご覧ください」などと案内をしながらプレゼンテーションをするが，最終的に何に注目するかは聴衆が選択できる。聴衆人数が少なく，発表者と聴衆の距離が近いことが多い。そのため発表者，聴衆ともにリラックスした雰囲気の中でプレゼンテーションが行われ，「質問が出やすい」，「聴衆が自分の考えを発言しやすい」，「心理的距離が近い」などのメリットがある。これは発表者と聴衆の関係構築にも効を奏す。

(4) 口頭発表のノウハウ

1) 発表原稿を作る

耳で聞いてわかりやすい速度は，1分間に300字といわれている。そのため，発表時間（分）×300字を発表原稿の文字数の目安とする。発表原稿を作成する際には，実際に発表で使う表現で原稿を用意する。発表本番では緊張し，自然と早口になることが多い。発表本番で話すスピードが1分間に300字を大幅に超えないよう，1分ごとにどこまで原稿が進んでいるのが適当か，原稿に印をつけておくなど，工夫をしておくとよい。その他，スライド1枚に原稿1枚を用意したり，息継ぎの位置を記すことも，話すスピードが速くなりすぎることを防いでくれる。自分が発表者になると，「話す」ことに必死になってしまうが，話のテンポの中で，聞き手に考える（理解する）時間を与えるように話すことも大事である。

原稿作成の際には，「目で見て理解する」ことと，「聴いて理解する」ことの違いを考慮する。具体的には，聞きやすい言葉を選ぶ，同音異義語に注意する，接続詞で文をつなげず，一つの文を短くする，などである。また，記号や段落変えなど，みればすぐにわかる情報が，聴くだけの場合には理解しにくいことを考慮する。疑問文（？），強調文や「　」などは，ニュアンスが伝わるように文章を考えておき，発表するときには抑揚に気をつける。また基本的なことではあるが，はっきり話すことや，適度なスピードや，ほどよいテンポで話すことは，わかりやすい発表の欠かせない基本となる。わかりやすい発表＝（イコール）魅力的な発表ではないが，わかりやすい発表でなければ魅力的な発表とはほぼならないと心得ておく。

2) 抄録の内容と発表内容を一致させる

発表原稿のもとになるものは，抄録である。発表は持ち時間に合わせて，抄録に載っている情報に，さらに具体的な情報を追加する形で行う。抄録と口頭発表の内容に違いがあると，混乱の原因となってしまう。そのため，抄録の準備の段階には，研究の考察までがきちんと終わっているようにし，口頭発表を含めて一貫した発表ができるよう気をつ

ける。

　発表の際には，スライドや抄録中の図表などは，あくまでも発表の補助として考える。口頭の発表だけ聴いていても，内容が十分わかるようにする。

　しかしながら，発表の補助とはいっても，スライドや図表は聴衆の理解の助けとなり，また口頭発表だけでは単調になりがちな発表も，スライドのアニメーションや図表をうまく活用すると，メリハリのある発表となる。聴衆にどこをみてほしいのか，スライドに何を示したのかを明確に伝え，スライドや図表を上手に活用する。大事な箇所では，「〜の結果をスライドに示しました。〜であることがわかります」と，内容についての説明も忘れないようにする。また，図表についても「縦軸は発症率，横軸は年齢を示しております」など，重要な図表については説明をする。特にスライドなど，そのときその場限りのものは，ゆっくり，そして十分に注意して発表しないと，聴衆が理解しないうちに次のスライドに移ってしまい，その後の結果や考察についても聴衆が理解をあきらめてしまうことがあるので，注意する。

3）発表者の心得

　発表原稿ができ上がったら，本番まで何度も練習を繰り返すようにする。発表本番は，原稿を手もとに置いて発表するとしても，原稿に頼らない発表ができるよう，十分練習をしておく。

　第三者に発表を聞いてもらうこともたいへん役に立つ。実際の発表の前に，研究についてほとんど関係のない第三者に発表を聴いてもらい，理解できたか，わかりにくい点はなかったかなど，意見をもらうようにする。

　また，せっかく時間をかけてよい原稿を用意し，練習をしても，ほんのささいなことで発表が台なしになってしまうことがある。例えば，マイクの音量や雑音などがそれに当たる。よい原稿で，何度も練習をした発表であっても，マイクの音が小さく会場にいる聴衆が発表内容を聞き取れなかったり，雑音が入ったりしてしまうと，発表を聴く気が失せてしまう。発表の前にマイクや手もとの照明の有無なども確認をし，最後まで気を抜かないことが大切である。ピンマイクは，胸につけると雑音がしない場合でも，手に持って発表するとガサガサと雑音が入ってしまう場合がある。本番前の確認は，本番で使用するとおりの方法で確認を行っておくべきである。

　その他，発表当日は服装や身だしなみにも気を配るようにする。一見，発表と関係ないように思えるが，見た目は気づかないうちに聴く人に印象を与え，それは研究に対する印象にも影響を及ぼす。少なくとも研究や発表に対して，誠実に努力している印象を与えられるよう心がけたい。

4) 質問・意見は発展へのチャンス（質問の受け方・答え方）

　自分の研究に関心をもち，発表を聞き，研究に対して意見を述べてくれる人は，貴重な存在である。他者の意見は，自分の研究を新たな視点から見直すヒントとなる。質問や意見を述べてくれた人に対して，お礼をいうことは発表者としてのエチケットである。そして，受けた質問には，できる限り答えるようにする。回答が難しい場合には，いい加減な回答をするのではなく，回答ができないなりに誠実な対応をすることが大切である。例えば研究の課題として残っていることを質問された場合，そのことを認め，質問者や会場の聴衆に何かよい考えやアドバイスはないか尋ねることもできるだろう。また，自分の専門外の質問を受けた場合には，「わかりません」「知りません」ではなく，「私の研究（あるいは専門）分野外と思われますので，申し訳ありませんがお答えできません。」とていねいに答えるのも一つの手かもしれない。受けた意見と，そこから感じた自分の考えは，記憶が薄れないうちに書き留め，学会が終わった後で読み返すようにする。

(5) プレゼンテーションソフトのノウハウ

　従来からのOHPや紙によるスライドに取って代わり，プレゼンテーションソフトを使ったスライドを見かけることのほうが多くなってきた。代表的なプレゼンテーションソフトを表6-4に記す。

表6-4　代表的なプレゼンテーションソフト

・PowerPoint（マイクロソフト社）
・Keynote（アップル社）
・Impress（Open Office.org）

　これらはスライドの生産性を向上させるだけでなく，さまざまな視覚効果でより訴求力の高いプレゼンテーションを可能にしてくれる。以下に，プレゼンテーションソフトを利用する際のポイントを説明する。

1) 読みやすい文字

　文字のサイズを大きく，一つのスライド内の要素を少なくすることで読みやすさを向上させ，その分ページ数を増やすことでテンポよく進行するよう心がける。文字サイズは，タイトルが20～32ポイント，本文は18～24ポイント程度がよい。また，2行以上の文章を使う場合，行間を調整するよう心がける（図6-1）。

2) ページ構成・レイアウト

　スライド1枚につき1分程度の説明が目安となる。
　スライド内には目につきやすい場所と，目につきにくい場所が存在する。左上が最も目につきやすく，重要な情報を配置するのに適している。逆に，右下は目につきにくく，出典など細かな情報を明示するのに適している。情報は左から右へ，上から下へ配置するようにする（図6-2）。

図 6-1　行間の違い

●効果的な例

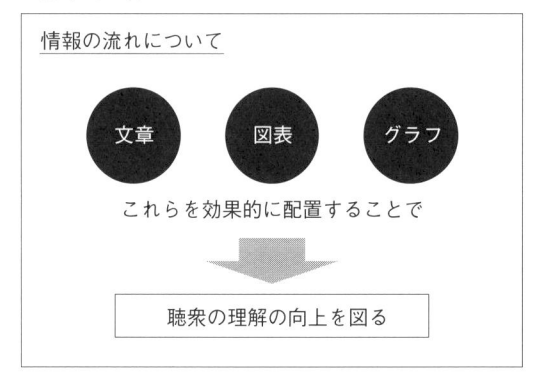

●非効果的な例

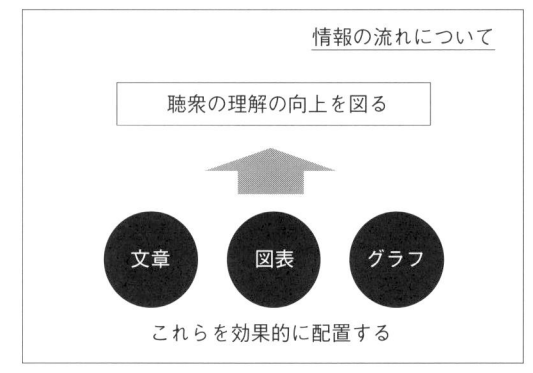

図 6-2　ページ構成・レイアウトの例

3) デザイン

プレゼンテーションソフトに入っているテーマ（テンプレート）を利用することから始める。PowerPoint や Keynote には，たくさんのテーマが用意されている。これらは，色使いやフォントなどがあらかじめ決められている。テーマや発表を聴く聴衆の特徴，発表の目的に沿ってデザインを選択することで，見栄えのよい効果的なスライドが作成できる。デザインには一定の決まり事がある。「必ずこうしなければいけない」ということではないが，「こうしておけば間違いないだろう」というものがある（表6-5）。

スライドの作成作業に慣れてきたら，独自のデザインを作ってみることもよいだろう。

表6-5 デザイン選択の例

- ●聴衆に高齢の人が多い場合
- ・文字サイズを大きくする。
- ・背景は薄く，文字や図表は濃い色を使い，コントラストを強くするよう心がける。
- ●プレゼンテーションのテーマが深刻な内容の場合
- ・落ち着いた色使い（紺，だいだい）にする。
- ・原色は使わない。

4) 強調

文章や図などのメリハリをつけるために，強調表現は必須である。強調の仕方にも，フォントの大きさを変える，太字にする，枠で囲う，色を変えるなどいくつか方法がある。強調したい程度や，全体のバランス，好みでどの強調の仕方を使うかを選ぶ（表6-6）。

表6-6 強調の仕方の例

- ・大きさを変える
  より**効果的**なプレゼンテーション
- ・太字にする
  より**効果的**なプレゼンテーション

5) 情報の可視化

研究成果の発表に欠かせないのが情報やデータである。それは膨大な数値の羅列かもしれないし，時間の流れに沿った現象の変化や，症状の重要度の場合もあるだろう。プレゼンテーションにおいては，これら形のない情報をいかに可視化するかがわかりやすさを左右する。

洗練された情報の可視化（図や表，グラフの作成）には，専門のスキルやセンスが必要であるが，プレゼンテーションソフトを用いれば誰もが容易に作成することができる。特に，PowerPoint の機能である SmartArt などは有用である（図6-3）。

● SmartArt の一例

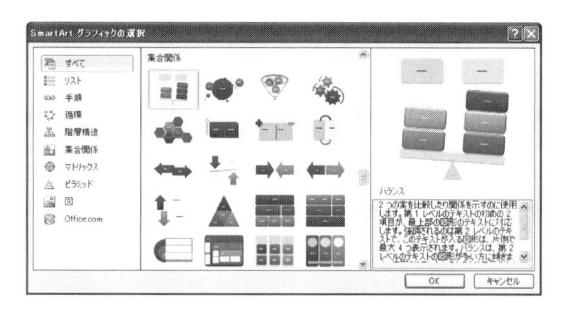

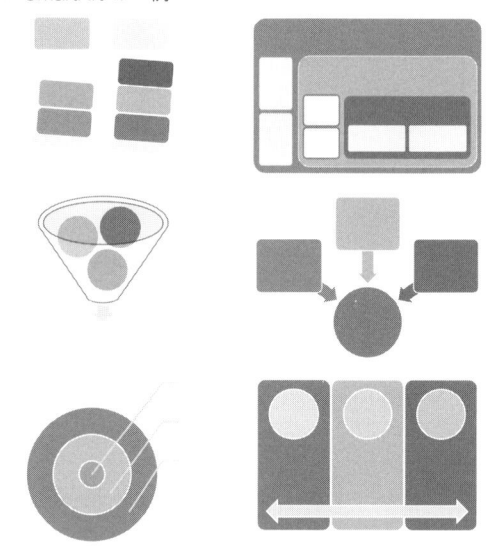

図 6-3　PowerPoint の SmartArt 機能（Power Point 2010 により作成）

6) スライド間のつながりを意識する

スライドは1枚1枚が単独で存在しているのではなく，それぞれが一連のストーリーの中に存在している。スライドのできがよくても，スライドのつながりが悪ければ，聴衆は混乱してしまう。

この例（図6-4）では，研究成果を三つのページに分けて説明している。スライド上部には「今みているスライドが，いくつめの研究であるか（つまり，研究成果全体の中でのその研究成果，あるいはスライドの位置づけ）」が記されている。研究1から研究3までの全体像が同じ位置（スライド上部）に配置してあるため，順番にスライドを送っていくと，発表の流れに沿ってそのスライドで説明されている研究成果が右から左へ移動しているように見え，それは聴衆に研究が進行しているという印象を与える。これにより，聴衆は研究の全体像と研究の進行具合，発表されている研究成果（あるいはスライド）の全体の中での位置づけがいつでも理解できる。

このようにデザインを統一し，一部分だけを強調させることで，スライド間のつながりをもたせ，それぞれの研究成果を研究の一連の流れの中で有効に説明することができる。

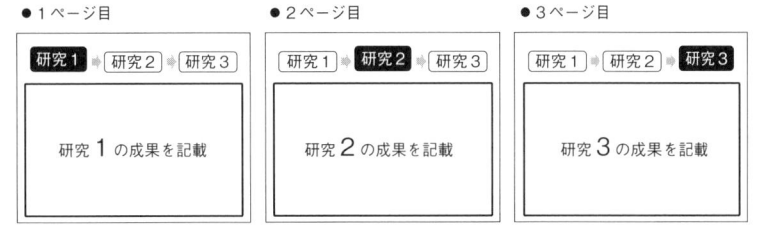

図6-4 スライド間のつながりを意識した例

7) アニメーション効果

発表者が話す内容に合わせてアニメーション効果をつけることができる。スライドを構成する要素（図表，文章）が順番に出てくるといったアニメーションは，単調な発表の流れにテンポを与え，聴衆の注目する箇所を発表者が操作しやすいといった効果がある（図6-5）。アニメーション効果を使用する際にも，上から下，左から右にスライドの内容が表示されるようにする。

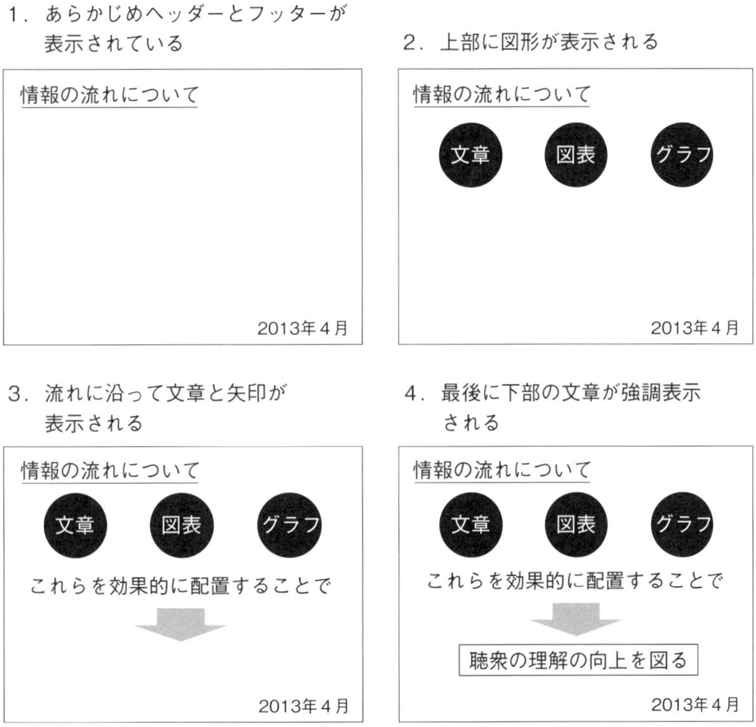

図6-5 アニメーションの例

8) 英文でスライドを作成する際の注意点

国際学会の場合は英文のスライドを使用することとなる。作成方法は和文の場合と同じだが，英文は文字数が多くなるため，「1枚のスライドの情報量を少なくする」または「文字サイズを小さくする」必要がある。文字を小さくすると可読性が失われるように思われるが，アルファベットは同じ文字サイズの日本語と比べて可読性が高いため，極端に小さくするようなことがなければそれほど影響はない。

国際学会でも，聴衆全員が英語に堪能とは限らない。日本で行われる

国際学会の場合は，英語と日本語を併記することもある。この場合，主言語と副言語をあらかじめ決めておく。具体的には，言語によって文字の大きさを変える，文字色に濃淡をつけるなどの方法がある（図6-6）。

● 言語によってサイズを変えた場合

> 効果的なパワーポイントテクニック
> An Effective Presentation Technique

● 同じサイズの場合

> 効果的なパワーポイントテクニック
> An Effective Presentation Technique

図6-6　英文スライド（2カ国語表記）の例

2カ国語が同じ大きさ，同じ文字色で並んでいると，非常に読みにくくなる。2行の文章だと思ってしまう場合もあるだろう。一目でわかるような工夫が必要である。

その他，押さえておきたいポイントを表6-7に記す。

表6-7　英文でスライドを作成する際に押さえておきたいこと

- 英数字はすべて欧文のフォントにする。日本語フォントの全角英数字は使用しない。
- タイトルには接続詞，冠詞などをつけず，主要語の最初の1文字は，すべて大文字にする。
- 略語はなるべく用いないようにし，用いるときには，最初に使用するところで正式表現を補足するか，脚注を設けて記載する。
- 何度も確認した後でも，最後にスペルチェックを怠らないようにする。

(6) ポスター発表のノウハウ

学会における研究発表の方法には，大きく分けて口頭発表とポスターセッション（示説発表）の2種類がある。ポスターセッションとは，ポスターを用いて研究発表を行うことである。

1) ポスターセッションの特徴

ポスターセッションでは，いかに人の興味を引くポスターを作成できるかが重要になる。ポスターセッションは，口頭発表に比べて，ポスターの掲示時間，つまり発表している時間がかなり長く，3時間程度が設定されている場合が多い。発表については，ポスターセッションの場合も，口頭発表と同様に座長を置いて討論が進められることもあるが，多くの場合ポスターの掲示時間と発表者の待機時間が指定され，発表者は自由に会場の参加者とディスカッションできる設定となっている。口頭

発表に比べて聴衆が少人数なことが多く，アットホームな雰囲気の中で発表することができる。そして，同じような研究をしている人や自分の研究テーマに興味，関心のある人と，より緊密で積極的な討論ができる。そして，討論を交わすうちに，共同研究へと発展する可能性もある。このような場を利用して研究者の輪を広げていくことは，たいへん重要なことである。

2) 注目されるポスターを作成する

まず，自分が発表の際に使用できるパネル（掲示版）の大きさを確認する。大きさが確認できたら，次に今回の学会発表で何がいいたいのか，聴衆に何を伝えたいかを，はっきりさせる。次にレイアウトを構想する。レイアウトを考える際には，写真や図表など視覚に訴えるものを活用し，ポスターの目立つ位置に人目を引くものや，発表で自分が訴えたい内容がくるようにする。文字は大きく，2～3m離れた位置からも文字や図表が十分読めるようにする。研究の内容を理解するうえで内容の順番が重要になるときには，番号をふるなどして，みる順番を明確にする。

(7) 学会参加の仕方

1) 学会参加の目的・意義

学会参加の目的は，自分の関心のある学術内容について，最新の情報を得ることや，同じ関心をもつ人とのつながりを作ること，自分の研究成果を発表し，意見をもらうことなどである。

2) 発表する学会の選択

発表する学会の決め方もいろいろある。自分の発表したい研究テーマに沿った学会であることはいちばん大きな選択の基準となるが，参加できる日程であること，参加できる場所で開催されることなども選択の際には考慮することになる。

3) 学会発表・参加の手続き

国際学会は多くの場合，演題申し込みが半年前など，国内の学会よりも早くに締め切られることが多い。学会の情報を得られるよう，気になる学会の情報は事前に収集しておく。

4) 学会の参加の仕方

自分が発表を行う場合には，発表資料（スライドやポスター）の準備，発表原稿の準備，そして受けそうな質問に対する回答の準備などを行っておく。また，発表者に対する指示やお知らせ（参加登録の締め切りや，発表会場，発表時間，発表資料をいつまでにどんな形で会場に持っていくか）なども確認をしておく。

その他，参加前の準備として，学会のプログラムに一通り目を通しておき，聴きたい発表や，参加したい交流会，研修会などがあるか確認を

しておく。国際学会の場合,「英語を話すこと」や「話せる人がいない」などで,懇親会に参加することに躊躇してしまいがちであるが,参加してみないことには,英語も上達しないし,他の研究者とのつながりも生まれない。まず参加する勇気をもち,「いろんな人と交流したい」という気持ちをもって,参加者と話そうとする姿勢が大切である。

参考文献
Goodman, N. W., Edwards, M. B. 2006 Medical Writing. Cambridge University Press
早川和生編　1997　JJNスペシャルNo.55 ナースのためのプレゼンテーション技法　医学書院
廣谷速人　2008　論文のレトリック―医学研究発表のTips & Pitfalls　南江堂
新村　出編　1955　広辞苑第六版　岩波書店
高橋　弘　2007　トップジャーナルにアクセプトされる医学論文―執筆と投稿のキーポイント　メディカルレビュー社
田村房子・Kaub, P. A.　2006　インターネット時代の英語医学論文作成術　中山書店
Williams, J.（ウィリアムス・美由紀訳）　2007　誰でも書ける！英語医学論文プロのコツ　メジカルビュー社

第7章 看護研究における実例

山本則子／千葉由美／青木きよ子

　本章では，心理測定法を用いた看護研究の実例を紹介する。山本則子氏には，英文原著（Shyu, Y.-I. L., Cheng, H.-S., Teng, H.-C., Chen, M.-C., Wu, C.-C., Tsai, W.-C., 2009, Older people with hip fracture: Depression in the postoperative first year. *Journal of Advanced Nursing* **65**, 2514-2522），千葉由美氏には，和文原著（安東由佳子，片岡健，小林敏生，岡村仁，北岡和代：日本看護科学会誌 29 (4), 3-12, 2009）の critical reading を行っていただく。また，青木きよ子氏には，QOL 研究を取り上げていただき，WHO/QOL26 日本語版の妥当性を検討した論文（横山奈緒美，折笠秀樹　日本語版 WHO/QOL26 質問紙の妥当性. *Jpn Pharmacol Ther.* **31**, 737-774, 2003）を解説していただく。

7 看護研究における実例

1 Good Practice 1

(1) 大腿骨頸部骨折術後の高齢者にみられる抑うつ

　大腿骨頸部骨折は高齢者に頻発する病態であり，その適切な治療とケアは高齢者のその後の日常生活動作（activities of daily living：ADL）を大きく左右する。大腿骨頸部骨折により，それまでのADLからの低下を余儀なくされる例も少なくない。ADLが回復できたとしても，再度転倒する恐怖などが報告され，望ましくない結末がしばしば発生する。

　一方で，疾患からの回復に与える精神状態の影響はしばしば指摘されるところである。特に，抑うつ状態がその後の回復過程に否定的な影響を与えることはよく知られている。重大なADL低下を余儀なくされリハビリテーションのための努力が必要とされる大腿骨頸部骨折において，抑うつがどの程度発生しているかを把握しておくことは，その後の回復過程におけるケアのあり方を検討するうえでたいへん重要である。

　本論文は，そのような60歳以上の大腿骨頸部骨折患者にみられる抑うつ症状を経時的に把握し変化の様子を検討している。台湾のある病院を受診した大腿骨頸部骨折患者のうち，調査への参加に同意した者を1年間追跡し，退院前と1，3，6，12カ月後における抑うつ尺度得点を報告し，基準時点からの変化を検討した。その結果，抑うつの危険の高い人（GDS15 > 5）の割合は，退院前に57.8%あったものが退院後6カ月まで有意に減少し，その後は有意な変化がないことがわかった。論文筆者らは，退院前と退院後3カ月までは西洋諸国における知見よりもやや高く，その後は西洋諸国とほぼ同等であり，文化的な要素がからむ可能性を考察した。

　この論文が掲載された*Journal of Advanced Nursing*（*JAN*）は英国をベースとした看護系雑誌で，2010年のインパクトファクターが1,540（Journal Citation Reportsで看護系雑誌の10位，5年間のインパクトファクターが2,347で看護系雑誌の7位）という，非常に権威の高いものである。投稿規程（http://onlinelibrary.wiley.com/journal/10.1111/(ISSN)1365-2648/homepage/ForAuthors.html）が厳密に定められているため論文の構成が統一され読みやすく，論文作成上参考になると思われる。

　ここでは，論文の構造と内容を理解するために，1パラグラフずつ内容をまとめて紹介し，セクションごとに注目すべきと考えるポイントをまとめた。箇条書きの一つが1パラグラフを表している。本文と合わせて確認していただきたい。

なお，観察研究の書き方については，国際的に論文の質を確保するためのSTROBE声明が出されており，論文内容についてのチェックリストもあるため，参照するとよいと思う〔フォン・エルム（von Elm, E.），アルトマン（Altman, D. G.），イーガー（Egger, M.），ポコック（Pocock, S. J.），ガッシェ（Gøtzsche, P. C.），バンデンブルク（Vandenbroucke, J. P., et al., 2008）〕。

(2) タイトル，著者，および緒言

Older people with hip fracture: depression in the postoperative first year

Shyu Y-I L, Cheng, H-S, Teng H-C, Chen M-C, Wu C-C, Tsai W-C.
I. L., S., C., (2009) Older people with hip fracture: depression in the postoperative first year. *Journal of Advanced* Nursing 65(12), 2514-2522.
doi: 10.1111/j.1365-2648.2009.05125.x

Introduction

Hip fracture, one of the most severe consequences of osteoporosis, has been associated with high rates (9-47%) of depression in older people (Holmes & House 2000); these are higher than rates (2·3-25%) for the same age group living in the community (Djernes 2006). At the same time, depression has been found to affect rehabilitation, morbidity and mortality in patients with hip fracture (Mossey *et al.* 1990, Ostir *et al.* 2002). These data suggest that depression after hip fracture in older adults has become an important issue for healthcare professionals.

The postoperative prevalence of depression for older people with hip fracture has been well-studied (Holmes & House 2000). However, few researchers have explored the prevalence and incidence rate beyond 3 months (Mossey *et al.* 1990, Shepherd & Prescott 1996, Voshaar *et al.* 2007), indicating a lack of longitudinal studies on the recovery curves for depressive prevalence after hip fracture.

Furthermore, the majority of studies on the prevalence of depression after hip fracture have been conducted in Western countries,

1) タイトル，著者，および緒言の内容

■大腿骨頸部を骨折した高齢者の抑うつ：
術後1年間の変化

2009 Older people with hip fracture: Depression in the postoperative first year. *Journal of Advanced Nursing*, **65**, 2514-2522.

1. （大腿骨頸部骨折と抑うつの関連）大腿骨頸部骨折患者に抑うつ症状が多く報告されている。抑うつはその後のリハビリテーション，有病率，死亡率に影響し，保健医療従事者にとって大腿骨頸部骨折後の抑うつ状態は重要な問題である。

2. （大腿骨頸部骨折後の抑うつに関する知見）大腿骨頸部骨折後の抑うつについての調査は術後3カ月以内の有病率・発症率に関するものがほとんどで，それ以降のものがない。大腿骨頸部骨折後の抑うつが経時的にどのような回復過程をたどるのかについての調査が少ないことが述べられている。

3. （アジア諸国での知見の不在）抑うつの有病率調査が西洋諸国での調査に限られており，アジア諸国での状況についての調査がないことが指摘されている。抑うつの有病率に民族的，文化的な差異があること，西洋諸国での観察調査結果の外的妥当性は他の国においても確認される必要があることが述べられている。

4. （総括と研究目的の説明）台湾における大腿骨頸部骨折を経験した高齢者における，退院後の最初の12カ月の抑うつ症状の発生率，回復率，抑うつ症状の予

and little is known about this phenomenon in Asian countries. The external validity of these observations must be evaluated with data from other societies and cultures, as ethnic and cultural differences have been found in the prevalence of depression (Kleinman 2004, Plant & Sachs-Ericsson 2004).

To fill these gaps in knowledge, we designed this study to describe the incidence, recovery rate and postoperative trends for risk of depressive symptoms and its predictors for a sample of older patients with hip fracture in Taiwan during the first 12 months following hospital discharge. We hypothesized that the prevalence rate of risk for depressive symptoms among older people with hip fracture would decrease during the first 12 months after hospital discharge.

測要因についての記述的研究。研究上の仮説として，「大腿骨頸部骨折後の高齢者の抑うつ症状の有病率は退院後の12カ月で減少する」と述べている。

2) タイトル，著者，および緒言のポイント

- *JAN* の投稿規程では，緒言では「本論文の題材に関する①根本的理由（rationale，なぜこの研究が必要か），②文脈（context，この題材に関してどのようなことが起こっているのか），③国際的関連性（international relevance，国際的に重要と思われる根拠）について明確にするよう求めている。この論文の筆者らは短いセクションだが段落を細かく分けて，これらのポイントをまとめている。

- 最後の段落で調査の目的と仮説を述べている。投稿規程では，背景の最後にまとめるよう指導されている。観察による記述的研究のため，仮説の設定にはやや無理があるかもしれない。

- 一つのパラグラフに主張が一つずつまとめられており，論旨が非常に明確である。

(3) 背景

Background

The population of Taiwan aged 65 and older is projected to increase from 10·4% in 2008 to 16·2% in 2020 and to 35·9% in 2050 (Council for Economic Planning and Development, Executive Yuan 2008). As in other countries with increasingly ageing populations, Taiwan faces the major and growing healthcare problem of hip fracture. The age-adjusted incidence rates of hip fracture for men and women in Taiwan were found to be 225 and 505 per 100,000 in 1996-2000, respectively, which was higher than rates found in China and similar to those of Western countries (Chie *et al.* 2004). Furthermore, a large percentage of older Taiwanese patients with hip fracture do not recover their pre-fracture function. Indeed, we found that,

1) 背景の内容

1. （高齢化の進展と大腿骨頸部骨折の増加）台湾でも人口の高齢化が進展し，大腿骨頸部骨折がより問題になりつつある。台湾では大腿骨頸部骨折の発生率が中国やその他の西洋諸国よりも高く，骨折前の機能まで回復しないままの患者が多い。

2. （高齢者の抑うつ）疾患をもった高齢者の多くに抑うつがみられ，抑うつがあるとその後の転帰が悪い。機能回復レベルは低く，死亡率も高い。そのため，大腿骨頸部骨折の高齢者の抑うつは健康上の重要な問題である。

3. （抑うつに関する知見の現状）過去の

among 110 older Taiwanese people with hip fracture, 56·1% had recovered their overall performance of physical activities of daily living (ADLs), 37·9% had recovered their overall instrumental ADLs and 74·2% could walk independently or with a cane 12 months following discharge (Shyu et al. 2004a).

Depressive symptoms are common in older people with illness (Alexopoulos 2005). Moreover, mental health status has been found to predict outcomes such as poor functional recovery and high mortality (Mossey et al. 1990, Fenton et al. 1994, Holmes & House 2000, Pouget et al. 2000). For example, patients at persistent risk for depression were found in our previous study to have much less chance of recovering performance of ADLs (OR＝0.16, CI＝0·06-0·42) and walking ability (OR＝0.09, CI＝0·04-0·21) than those at no risk for depression during the first year following hospital discharge (Shyu et al. 2008). Therefore, depression in older people with hip fracture is an important health issue. Interventions to prevent and manage depression in this population may decrease mortality and facilitate functional recovery following hip fracture.

Although the prevalence of depression after hip fracture has been well-studied (Holmes & House 2000), most researchers have explored this prevalence during patient hospitalization (Magaziner et al. 1990, Holmes 1996) or within 3 months after hip fracture (Billig et al. 1986, Strain et al. 1991, Zimmerman et al. 1999). In one 6-month study that explored the incidence rate of depression following hip fracture, the cumulative incidence rate was 16·8% at 6 weeks, 19·5% at 3 months and 20·5% at 6 months (Voshaar et al. 2007). Two research teams explored the prevalence and trajectory of depression up to 1 year following hip fracture (Mossey et al. 1990, Shepherd & Prescott 1996). In the first study (Mossey et al. 1990), 196 white females with persistent depressive symptoms (measured after hip-fracture surgery and 2, 6 and 12

調査は多くが入院中か骨折後3カ月以内の抑うつを調べていた。それ以降の抑うつ状況を調べた研究も、経時的な変化を詳細にわたり十分に記述したものでも経時的な分析法で推計されたものでもない。経時的なデータ分析法を用いることで、回復の曲線の中での変化がより正確にとらえられるようになる。

4.（アジア諸国での知見の不在）調査のほとんどは西洋諸国で実施されている。台湾は保健医療システム、臨床実践、ケースミックス、文化、社会組織において西洋諸国と実質的に異なり、老齢の親の子どもとの同居率が高いなど、文化的にも異なる。これらの違いから、大腿骨頸部を骨折した高齢者の抑うつも、台湾では諸外国と比べて異なることが予測される。民族的、文化的な違いにより抑うつ症状にも違いがあるため、台湾での調査がアジア諸国の臨床実践に資するであろう。

2）背景のポイント

● この研究がなぜ必要なのか（大腿骨頸部骨折患者が高齢者に多く、その中で抑うつも多いこと、大腿骨頸部骨折患者の抑うつが不良な予後をもたらすこと）、これまでにどのようなことがわかっているか、わかっていないか（大腿骨頸部骨折患者の抑うつに関する調査はほとんどが入院後3カ月に限られること、アジア諸国でのデータがないこと）を簡潔に述べているので、この調査をやらなければならないという必然性に説得力がある。

● ただし、内容としては「緒言」の部分の繰り返しで、内容が詳細に説明されているだけという観も否めない。

● 投稿規程では、研究を導く理論（概念）モデルと、モデル内の変数間の関連性、今回検定すべき仮説を述べるように求めているが、本論文では、概念モデルについての言及はみられない。仮説は緒言でまとめられている。

months later) were statistically significantly less likely than patients with few depressive symptoms to recover physical function. In the second study (Shepherd & Prescott 1996), among older people with hip fracture assessed for depressive symptoms and functional status at baseline (time of fracture) and 1, 6 and 12 months later, 31% were classified as depressed at baseline and this proportion rose to 36% at 1 year. However, in neither study were the longitudinal changes in prevalence rate fully described, nor were they estimated by longitudinal analysis. Using longitudinal data analysis would allow changes in the recovery curve of depressive symptoms to be more precisely captured.

More importantly, most studies on depressive symptoms following hip fracture have been conducted in Western countries (Holmes & House 2000). Taiwan differs substantially from Western countries in its healthcare system, clinical practice, case-mix, culture and social organization. For example, unlike the United States of America (USA), Taiwan has national health insurance that gives its citizens the choice to visit clinics in a medical centre without referral. At the same time, around 64・3% of older people in Taiwan live with their children, whereas only one-fifth and one-quarter live with an adult child in the USA and Europe, respectively (Department of Statistics, Ministry of the Interior 2005, Pezzin *et al.* 2007). Chinese culture emphasizes devotion to parents, social orientation and interdependence, whereas Western culture values autonomy and independence and does not encourage oversacrifice for parents (Dai & Dimond 1998). These health care and cultural differences may lead to differences in depressive symptoms following hip fracture for older people in Taiwan and in Western countries. As ethnic and cultural differences are known to play a role in depression (Kleinman 2004, Plant & Sachs-Ericsson 2004), cross-validation and extension of prior observations from Western studies may provide useful information to guide clinical practice with Asian populations.

(4) 研究

The study
Aim
The aim of the study was to describe changes in risk of depressive symptoms and their predictors for older people with hip fracture during the first year following hospital discharge.

Design
A prospective, longitudinal study design was used and the data were collected in 2001-2003.

Participants
A convenience sample was recruited from the trauma wards of a typical 3000-bed medical centre in Taiwan. The inclusion criteria were: (i) age 60 years or older, (ii) hospitalized for

1) 研究の内容

■目的
大腿骨頸部骨折を経験した高齢者にみられる抑うつ症状とその要因にみられる変化を，退院後の1年間にわたって記述すること。

■研究デザイン
前向き，経時的な研究デザインを用いて，2001年から2003年にわたってデータを収集した。

■研究参加者
1．（場所・選択基準）台湾の3000床の医療センターの外傷病棟。対象者の選択基準は，①60歳以上であること，②大腿骨頸部骨折で入院していること，③内固

hip fracture, (iii) surgery for internal fixation or arthroplasty, (iv) no severe cognitive impairment [Chinese Mini-Mental State Examination (CMMSE) score＜10, Yip *et al.* 1992, Shyu & Yip 2001] and (v) able to walk independently before the fracture.

Of 298 patients who met these criteria, 158 agreed to participate. The numbers at each data collection point is described in Figure 1. Of the 158 patients who agreed to participate, only 147 completed the Geriatric Depression Scale short form (GDS, Burke *et al.* 1991) before discharge. At the end of 12 months, only 118 people remained in the study. The reasons for loss to follow-up after discharge were mortality ($n=8$, 5・4%) and refusal or inability to complete the GDS ($n=21$, 14・3 %).

The sample size calculation was based on McNemar's test, which is used to test two proportions for a given variable obtained from the same participants. The two proportions in this study were the prevalence of depression among older people with hip fracture before and 12 months after hospital discharge. The sample size required to

Figure 1 Flow chart of the study

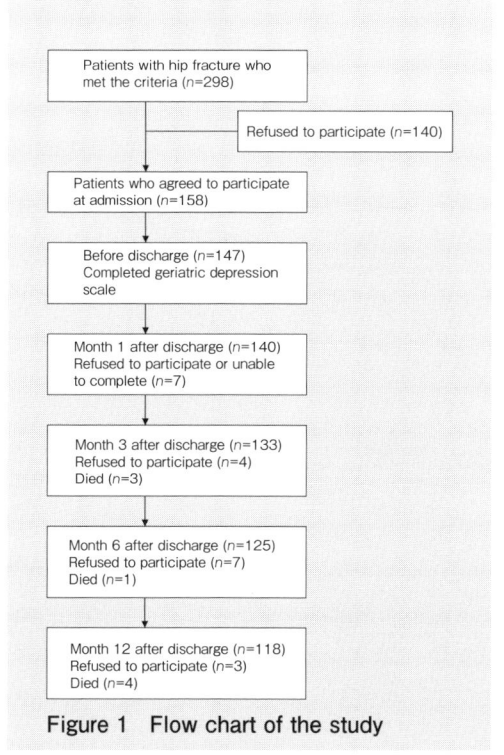

定（internal fixation）または関節形成術を受けたこと，④重篤な認知障害がないこと（中国語版認知機能検査（Mini Mental State Examination：MMSE10点未満），⑤骨折前に歩行が自立していたこと，である。

2．（サンプリングの経緯）選択基準に当てはまる298名中158名が研究参加に同意した（図1＝Figure1）。退院前に147名がGeriatric Depression Scale（GDS）を完了し，1年後に118名が残った。その間の死亡が8名，研究拒否およびGDS実施不可能が21名であった。

3．（検出力の検定）同じサンプルからの複数の割合の変化を算出するためのマクネマー検定に基づいて行った。二つの割合のデータとは，ここでは退院前と1年後の抑うつの割合である。0.05水準の統計的有意差を90%検出するためには，最低126名のサンプルが必要だった。この推定はこの研究で入院前に実施したGDS（147名中85名に実施）の結果，58%に抑うつ状態がみられたというデータと，1年後の抑うつが40%という推計に基づく。この1年後の推計は過去の文献に基づく。さらに，調査からの脱落者を15%と推計した。

4．（ケアの内容）手術2～3日後からベッド内でのエクササイズ。2～7日間の鎮痛薬使用，2～3日間の抗菌薬使用。術後3日目に理学療法（physical therapy：PT）開始。術後7日目に退院。

■データ収集

1．退院前と1，3，6，12カ月後の対面式のインタビュー。属性と認知機能を1カ月後に調査。調査拒否の140名と参加者158名の間に属性上の違いはなかった。

■調査に用いた変数

1．従属変数：抑うつ症状
　（GDS）中国語版GDS短縮版。

2．予測変数

1）（全体の紹介）性別，年齢，合併症，

achieve a power of 90% at 0·05 statistical significance was 126. This estimate was based on the 58% prevalence of depression before hospitalization in this study (85/147), an estimated 40% prevalence after 1 year. The estimated 1-year prevalence of depression was based on reports for older people with hip fracture around 33% (Holmes & House 2000), for community-dwelling older people in Taiwan of 15% (Chong et al. 2001), thus we estimated a 18% decrease in prevalence. In addition, we estimated a 15% likely loss to follow-up. Therefore, we recruited 147 patients.

In terms of rehabilitation, these patients are usually taught by nurses during the first 2-3 days after surgery how to exercise in bed and change position. Patients also receive pain-relief medication for 2-7 days and antibiotics for 2 or 3 days. On the 3rd day after surgery, physical therapy usually starts once a day by learning to use a walker and get in/out of bed. At around 7 days after surgery, patients are usually discharged from the hospital without in-home rehabilitation.

Data collection

Data on depressive symptoms were collected by face-to-face interviews prior to discharge (in hospital) and at 1, 3, 6 and 12 months after hospital discharge (at participants' homes). Prior to discharge, data were also collected on demographic variables and cognitive status (CMMSE); at the 1st month after discharge, data were also collected on emotional support. Patients who refused to participate at admission ($n=140$) and those who agreed to participate ($n=158$) were not statistically significantly different in terms of gender, age, type of surgery, literacy, concomitant diseases, prefracture performance of ADLs and CMMSE scores.

Study variables
Dependent variable: depressive symptoms
Depressive symptoms were assessed by the

骨折前のADL, 教育（文字が読めるか否か）, 情緒的社会的サポート, 認知機能。
2) （ADL）骨折前のADLは中国語版バーセルインデックスによる自己評価。
3) （認知機能）中国語版MMSE。
4) （情緒的・社会的サポート）Medical Outcome Study ソーシャルサポートから11項目。

■データ分析
1. （記述統計とGEE）記述統計の算出に続いて一般化推計式（Generalized Estimating Equations：GEE）を使用。抑うつ状態をもつ高齢者の割合の変化が統計的に有意かを検討するもの。
2. （抑うつの要因）退院前も抑うつがあり退院後2回以上抑うつのあった群，退院後新たに抑うつのあった群の要因検討を多重ロジスティック回帰分析を用いて検討。

2）研究のポイント
● 一般的に「方法」と呼ばれるセクションが，JANでは「研究（the study）」といわれる。投稿規程に基づき，「目的」「研究デザイン」「研究参加者」「データ収集」「調査に用いた変数」「データ分析」のセクションに分けるよう指導されている。

● 統計処理を用いる研究において，「方法」のセクションは書くべき内容がほぼ一律に決められ，それをいかに漏らさずに書いておくかが重要である。JANではそれぞれの項目について書くべき内容も投稿規程に詳しくまとめられており，必要な内容が一律に書かれている点が特徴ともいえる。

● サンプルサイズを決定するための検出力の検定結果が示されていることに注目してほしい。検出力の検定についても投稿規程に「検出力の検定結果を，もし検定を経ていないのであれば，サンプルサイズの決定のための手

Chinese version of the GDS short form (Burke *et al.* 1991). The total score on the GDS short form ranges from 0 to 15, with higher scores representing more depressive symptoms (Burke *et al.* 1991). The internal consistency reliability and construct validity of the GDS short form have been established among older Taiwanese people (Liu *et al.* 1998). In this study, Cronbach's a ranged from 0·82 to 0·86.

Predictor variables
Predictors of changes in depressive symptoms were gender, age, concomitant illnesses, pre-fracture performance of ADLs, education (literate or illiterate), emotional-social support and cognitive status. The number of concomitant illnesses (e. g. cancer, stroke, heart, renal or liver disease, diabetes mellitus, osteoporosis or dementia) was collected from medical records.

Prefracture performance of ADLs was measured by participants' self-report on the Chinese Barthel Index (CBI) (Chen *et al.* 1995). The CBI assesses dependencies in eating, transferring, grooming, toiletting, bathing, walking, climbing stairs, dressing, bowel and bladder control. Scores can range from 0 (total dependence) to 100 (total independence). The CBI inter-rater reliability was reported as 0·94, and internal consistency ranged from 0·89 to 0·92 (Hsueh *et al.* 2001). In this study, Cronbach's a for the CBI was 0·93.

Cognitive function was measured by the CMMSE (Yip *et al.* 1992, Shyu & Yip 2001), which was translated from the English version MMSE (Folstein *et al.* 1975), the most widely used tool for assessing cognitive impairment. The CMMSE contains 30 dichotomous items with a total score of 30. Interrater agreement higher than 0.90 and satisfactory construct validity have been reported for the CMMSE (Shyu & Yip 2001, Lou *et al.* 2003).

Emotional-social support was measured by

続きを」述べるように指導している。先述のSTROBE声明にも明記されている。今後，研究論文を書く際に必須となるものであろう。

- 変数の説明では，独立変数と従属変数というセクション分けまでして説明しており，明快である。変数ごとに得点範囲，高得点の意味するもの，信頼性，妥当性について一つひとつが段落を分けて説明されている。

- 統計解析の方法は，統計に明るくない人でも理解できるように平易な言葉を使って説明している。特に，さまざまな方法を用いて研究を行う看護学の領域では，主に質的研究方法について勉強してきた人が統計手法を用いた研究論文を読むことや，その逆の場合もありうる。研究方法は日進月歩であり，新しい解析方法の展開のすべてに追いついていくことは，努力目標としては必要であっても，実際上は難しいことが多い。自分の用いる解析方法について，専門用語をなるべく用いずに誰にでもわかるように説明できることが求められよう。

11 items from the Medical Outcome Study (MOS) social support survey (Sherbourne & Stewart 1991). The reliability and validity of the MOS social support survey have been established in a Taiwanese sample (Shyu *et al.* 2006). In Shyu *et al.*'s (2006) study, Cronbach's α coefficients of 0·85 and 0·97 were found for different subscales and the construct validity of different subscales was supported by mild-to-moderate (0·19-0·35) positive relationships with spirituality and general health measures. The 11 items that selected from the MOS social support survey used in this study represent three dimensions of support: emotional support (four items), informational support (four items) and affective support (three items). Each item is rated by how often the support was available if needed: 1- response options are never; 2- a little of the time; 3- some of the time; 4- most of the time; 5- always. Scores for each

subscale are summed algebraically. Total scores can range from 11 to 55, with higher scores indicating more emotional-social support. In this study, Cronbach's α coefficient was 0.95.

Data analysis

Descriptive statistics were used to describe the demographics. The generalized estimating equations (GEE) (Liang & Zeger 1986, 1993) approach was used to determine whether changes in the proportion of older people with hip fracture at risk for depressive symptoms were statistically significantly different at different times during the first year following hospital discharge. The GEE can account for possible correlations in repeated measures over time and is suitable for exploring differences in values measured at different times. The GEE was used in this study to model dependent dichotomous variables, risk of depression as a function of time, gender, age, literacy/illiteracy, concomitant diseases, prefracture performance of ADLs, need for emotional-social support and cognitive function.

We also used multiple logistic regression to explore predictors for persistent risk of depressive symptoms (GDS score≥5 at two or more time points after discharge) among patients at risk before discharge and to examine predictors of occurrence of risk of depressive symptoms among patients not at risk before discharge. All data were analysed using the Statistical Analyses Systems software (SAS, version 8.2, SAS Institute Inc., Cary, NC, USA).

(5) 結果

Results
Risk of depressive symptoms

The sample demographics are listed in Table 1. The incidence rates for depressive symptoms of participants not at risk for depressive symptoms were 25.8% from before discharge to the 1st month after discharge, 21.3% between the 1st and 3rd months, 13% between the 3rd and 6th months and 16.5% between the 6th and 12th months after discharge. The recovery rates for those at risk for depressive symptoms were 42.4% from before discharge to the 1st month after discharge, 28.3% between the 1st and 3rd months, 37.5% between the 3rd and 6th months and 22.5% between the 6th and 12th months after discharge (data not shown).

Longitudinal changes in the prevalence of risk for depressive symptoms analysed by the GEE approach are presented in Table 2. The first and second rows show the marginal prevalence at each time and differences in prevalence between any two time points

1) 結果の内容

抑うつ状態の変化
1. （表1と抑うつの発生・回復）本文では，表1に表記されている属性の内容は改めて説明されていない。この部分では，表に出ていない新たな抑うつの発生率や，抑うつ状態だった人がそうでなくなった回復率のみが書かれている。
2. （経時的変化）続いて，表2（＝table 2：140頁参照）の説明。表1の属性と異なり，表2に関しては，本文中でも同じ内容が説明されている。それぞれの回の抑うつの有病率が述べられ，後に続く時点での有病率との変化，それが統計的に有意かどうかが述べられている。退院前に比べ6カ月後は有意に有病率が下がり，その後は有意な変化が見られなかった。

抑うつの予測因子

Table 1 Participant demographics ($N = 147$)

Variable	Mean±SD	n(%)
Gender		
Male		48(32·7)
Female		99(67·3)
Age (years)	77·9±7·9	
Marital status, n (%)		
Single		1(0·7)
Married		74(50·3)
Widowed		71(48·3)
Divorced		1(0·7)
Educational background		
Illiterate		72(49·0)
Primary school		45(30·6)
High school		18(12·2)
College or above		12(8·2)
Type of surgery, n (%)		
Arthroplasty		53(36·1)
Internal fixation		94(63·9)
Length of hospital stay (days)	9·8±4·2	
Living status, n (%)		
Alone		11(7·5)
With family member(s)		134(91·8)
Others		1(0·7)
Missing value		1
Prefracture Chinese Barthel Index	96·7±6·2	
Emotional-social support score		
Month 1 after discharge	33·7±11·6	

respectively. Among all participants, 57·8% were at risk for depression (GDS score≥5) before discharge, 42·6% at the 1st month after discharge, 41·3% at the 3rd month, 31·3% at the 6th month and 35·6% at the 12th month. When 'before discharge' was used as the baseline, those at risk for depressive symptoms decreased statistically significantly between baseline and the 1st month (57·8% vs. 42·6%, $P=0·008$), the 3rd month (57·8% vs. 41·3%, $P=0·004$), the 6th month (57·8% vs. 31·3%, $P<0·001$) and the 12th month after discharge (57·8% vs. 35·6%, $P=0·001$). When '1st month after discharge' was used as baseline, the percentage decreased statistically significantly from the 1st to 6th month after discharge (42·6% vs. 31·3%, $P=0·03$). The percentage at risk for depression decreased statistically significantly from before discharge to the 6th month after discharge, and then remained stable from the 6th to the 12th month after discharge.

1. （抑うつの予測因子）全体の抑うつの予測因子：女性であること，骨折前のADLが低いこと，情緒社会的サポートが低いこと。退院前に抑うつ症状があり（$n=85$）抑うつの続いた群の予測因子は，情緒社会的サポートの低いこと。退院前に抑うつ症状がなく（$n=62$）退院後に抑うつ症状を発症した群の予測因子は有意なものがなかった。

2）結果のポイント

- サンプリングの過程は，本研究のような観察研究でもフローチャートを用いて説明することが一般的になっていると思われる。このことはSTROBE声明でも述べられている。
- 統計処理を用いる調査では，質的な研究論文と比較して本文は比較的短いことが多い。簡便に記載することが重要である。特にJANは語数制限が5000語であり，短い規定の中で一語一語吟味して論文作成している様子がうかがわれ，本論文はその点でも手本とすべきであろう。
- 表は小さなものが二つのみである。図表は統計処理を行う調査の本質的な部分である一方いたずらに多くあるべきではなく，吟味して選択すべきである。
- 結果のうち，属性については詳細を本文で述べていない点が注目される。統計処理を行う調査研究においては，本文を読んだだけで結果の概要がわかるように書くこと，逆に表をみただけで本文を読まなくても結果の概要がつかめるように作表すること，が大切である。属性については本研究の結果として本質的でなく，吟味の末，既定の語数を考え本文には記載しなかったのではないかと推測される。
- 全体的な抑うつの予測因子の解析結果（女性であること，骨折前のADLが低いこと，情緒社会的サポートが低いこと）が示されているが，これがどの時点のデータを用いているのかが不明であり，「研究」のセクション

Predictors of risk for depressive symptoms

For overall predictive trends in patients at risk for depressive symptoms, those who were female ($P<0.001$), with lower prefracture performance of ADLs ($P<0.001$) and with lower emotional-social support ($P<0.001$) were more likely to be at higher risk for depressive symptoms. For patients at risk for depressive symptoms before discharge ($n=85$), 44 had persistent depressive symptoms (GDS≥ 5 at 2 or more time points after discharge). After adjusting some covariates in the logistic model, lower emotional-social support was the only predictor for persistent depressive symptoms after discharge ($P<0.01$). Among patients not at risk for depressive symptoms before discharge ($n=62$), 26 were at risk for depressive symptoms after discharge. However, none of the predictors in the model was statistically significantly associated with depressive symptoms after discharge. The possibility of multicollinearity in these two logistic models was negligible as a stepwise selection was adopted and the standard errors in each step were small.

でも解析方法が記載されていない。全体的な抑うつの予測因子については考察でも言及されている重要な知見であり，記載方法としては不備ではないかと思われる。

● 上記以外の部分は，結果の表示方法の順番が方法のデータ分析方法の順番に対応していることに注目したい。このように，データ分析方法，結果，考察の順序はそろえたほうが読者が読み取りやすいように思われる。

(6) 考察

Discussion
Study limitations

This study had some limitations. First, participants were recruited as a convenience sample. Secondly, prefracture risk for depression was not assessed. Thirdly, several participants were lost to follow-up, so that the study might be underpowered. Fourthly, patients with severe mental impairment and physical disability prior to the fracture were excluded. Thus, the findings of this study can only be generalized to the population of older people in Taiwan who were independent prior to their hip fracture.

Discussion of results

This study is the first to describe the recovery curve in prevalence of risk for depressive symptoms in a sample of Chinese older people with hip fracture. These results on the trajectory for prevalence of depression risk may help healthcare providers to predict more precisely the psychological condition of

1) 考察の内容

■研究の限界
① 便宜的サンプルを用いていること。
② 骨折前の抑うつ状態について調べていないこと。
③ 調査からの脱落者があって検出力が十分でないこと。
④ 重篤な心身の障害がある人は除外されていること。

■結果についての議論
1. （抑うつの有病率と発症率）台湾で初の調査であり，保健医療従事者が大腿骨頸部骨折後の抑うつ状態を予測しアセスメントや介入の目処を立てるうえで役立つ。大腿骨頸部骨折後の抑うつの発症率は，台湾のほうが西洋諸国のこれまでの報告よりも高い。民族的文化的要因のためかもしれないし，抑うつの測定方法によるものかもしれない。
2. （抑うつ状態の経時的変化）抑うつの

patients with hip fracture, thus providing a reference for timing assessments and interventions. Our results indicate that the rate of depression risk ranged from 41·3% to 57·8% during the first 3 months after hip surgery, which is higher than the 9-47·5% rates reported in Western studies (Holmes & House 2000, Rozzini et al. 2007, Bellelli et al. 2008) on prevalence of depression during the hospitalization or subacute phase. On the other hand, 1 year following hospital discharge, the prevalence rate in our study decreased to 35·6%, which is close to the 36% reported by Shepherd and Prescott (1996). We also found an incidence rate above 20% from before discharge to the 1st month after discharge and from the 1st to 3rd month after discharge. This is higher than the 20·5% postoperative, cumulative incident of depression found in a European sample of older people with hip fracture (Voshaar et al. 2007). In other words, the prevalence and incidence rate of risk for depression during the acute and subacute phases for older people with hip fracture following surgery were higher in this study than in those conducted in Western countries. These differences may be due to ethnic and cultural factors (Kleinman 2004, Plant & Sachs-Ericsson 2004). Another possible explanation for the different rates in depression risk may be the different methodological approaches used and these issues will need to be further examined.

The prevalence of risk for depressive symptoms varied over time, with statistically significant decreases occurring within 6 months after discharge. This finding is consistent with a previous report that most of the improvement in mental health-related outcomes occurred within the first 3-6 months after discharge (Shyu et al. 2004b). This phenomenon might also be due to the inverse correlation between depressive symptoms and physical functioning (Lieberman et al. 1999, Ostir et al. 2002), as most recovery of

有病率は時とともに変化し，特に6カ月後に有意に回復していた。これは精神衛生一般に関する過去の報告と一致する。抑うつと身体機能の負の相関に由来するものかもしれない。

3. （抑うつの予測因子）抑うつの予測因子は過去の報告と一致する。社会資源やサポートの人種間の違いは以前から指摘されているが，アジア人高齢者における社会的サポートの健康への影響はこれまで実証的なデータがほとんどない。アジア人高齢者は家族志向で西洋諸国の高齢者よりも独居の割合が低いことが過去にも指摘されており，本調査の対象もほとんどが家族と暮らしている。中国文化における社会志向性や家族間の相互依存の重視は，本調査において情緒社会的サポートが抑うつに有意に関連した一因かもしれない。

2) 考察のポイント

● 考察で書かれるべき内容もほぼ決まっており，それを踏襲したていねいかつ簡潔な議論が展開されている。すなわち，
① 今回の知見を過去の文献の知見と比較し，相違点とその理由について考察すること，
② 今回の新しい知見がどうして得られたかについて考えること，
③ 今回の知見が今後に与える示唆について考えること，
の3点である。

● さらに，研究の限界についてもリストアップしている。いかなる研究にも限界があり，その点をふまえた結果の解釈が必要である。研究の限界は考察の末尾につけられることが多いが，結果の解釈への影響を考えると，本論文のように考察の冒頭にまとめることがより適切かもしれない。

physical functioning occurs during the first 6 month after discharge (Shyu et al. 2004a, b).

In terms of overall predictive trends in patients at risk for depression, we found that those who were female, had lower prefracture ADL performance and had lower emotional-social support were more likely to be at higher risk for depression. This finding is supported by previous reports that being female, disabled before the hip fracture (Lieberman et al. 1999) and with lower emotional-social support (Chou & Chi 2003, Li et al. 2003) predicted more depressive symptoms. In terms of predictors for persistent depressive symptoms, we found that, after controlling for other variables, the only predictor was lower emotional-social support. Racial differences in social resources and social support have been recognized and addressed extensively (Johnson & Tripp-Reimer 2001, Williams & Wilson 2001), but there is little empirical evidence about the influence of social support on the health and well-being of older Asian people. Asian older people have been viewed as very family-oriented and less likely to live alone than older populations in Western countries. Most of the older participants (92%) in this study lived with their family members, similar to other frail older people in Taiwan (Directorate-General of Budget 1997). The emphasis in Chinese culture on social orientation and interdependence among family members (Dai & Dimond 1998) might increase the importance of emotional-social support in the recovery phase after hip fracture for older people in Taiwan.

Table 2　Longitudinal changes in prevalence of risk for depressive symptoms at each time point during 1 year after discharge

Variable	Before discharge	Time after hospital discharge (months)			
		1	3	6	12
Prevalence of risk for depressive symptoms (GDS≥5)	57·8	42·6	41·3	31·3	35·6
Difference in prevalence between any two time points	Baseline	$-15·2(P=0·008)$	$-16·5(P=0·004)$	$-26·5(P<0·0001)$	$-22·2(P=0·0001)$
		Baseline	$-1·3(P=0·53)$	$-11·3(P=0·03)$	$-7·0(P=0·24)$
			Baseline	$-10\ (P=0·08)$	$-5·7(P=0·45)$
				Baseline	$4·3(P=0·34)$

Values are expressed as percentage. Covariates were gender, age, whether illiterate or not, concomitant diseases, prefracture Activities of Daily Living performance, emotional-social support and Chinese Mini-Mental State Examination score.
GDS, Geriatric Depression Scale.

(7) 結論

Conclusion
In summary, the prevalence of risk for depression appeared to be high in this sample of Taiwanese older people. These findings have several implications for nursing care. First, nurses should assess older patients for risk of depression during the first year following surgery for hip fracture. Timely psychological interventions are suggested within the first 6 months after discharge,

1）結論の内容

1．（看護上の示唆）：
1）大腿骨頸部骨折術後の抑うつのリスクについて看護師はアセスメントすべきである。退院後6カ月，特に3カ月間のタイミングのよい介入プログラムが求められる。

2）女性，骨折前のADLが低かった人，

especially the first 3 months. Secondly, nurses need to pay more attention to high-risk groups such as women, those with poor prefracture function and particularly those with low emotional-social support.

The results also suggest the need for further exploration of several issues. For example, what is the prevalence of depression for older people with severe cognitive and physical impairment before hip fracture? How do longitudinal changes in depression after hip fracture differ among different ethnic groups? Interventional studies based on the findings of the present study may prove useful. As the population of Asian older people is increasing rapidly in Western countries, our results may provide a reference for healthcare providers in those countries with relatively large Chinese/Taiwanese immigrant populations.

※ Abstract など一部は省略。

情緒社会的サポートの低い人により注目すべきである。
2．（今後の検討課題）骨折前に重篤な心身の障害を持っていた人の抑うつ状態。民族による違い。介入研究。西洋諸国でもアジア系の高齢者が急速に増加しており，本研究の知見は中国・台湾系移民の多いそれらの国々の保健医療従事者にも有用であろう。

2）結論のポイント
- 今回の知見をふまえ，看護上の示唆が具体的に述べられていること，今後の検討課題が明確に述べられていることに注目したい。
- 今後は，抑うつの有無のみでなく抑うつの程度がどのように変化するかも検討する必要があろう。

2　Good Practice 2

(1) 看護師のバーンアウト

看護師は，他の職種と比較して強いストレスを有する職業集団といわれる。医療現場での業務遂行に伴い発生するさまざまな状況がストレッサーの複数要因となることが多く，強い心理的ストレス反応が起こると燃え尽き（burn-out，バーンアウト）と呼ばれる状況を来たすことはよく知られている。このバーンアウトは，看護師の配置転換の希望や離職の増加といった組織運営上の課題と深く関係し，近年，その具体的防止策が講じられるようになってきた。

看護師のストレス反応による臨床への負のインパクトという観点で一石を投じた論文として，アイケン（Aiken）らの論文（2002）が知られている。この論文では，看護師の心理的反応が患者の死亡率に関係することが明らかにされ，さらに，看護師の特性や組織構成なども関連するといった，問題の多要因性を具体的に明示した。日本国内でも話題になったので，著者や概要をご存じの方も多いであろう。この研究は日本の看護師への施策にも少なからぬ影響を与えた。

看護師の職務に関連する研究で，バーンアウトの概念を使用したものは過去に多く行われている。このため先行文献との比較が可能であり，複雑な構造を呈するさまざまな因果関係を解明するうえで重要な指標の一つといえよう。また，現在大きな社会問題となっている離職や転職の構造を解釈するうえで，バーンアウト同様，職務満足度（job satisfaction）も使用頻度の高い指標である。このような看護師の心理反応を引き起こす多要因を解明するために，autonomy（自律性），self-efficacy（セルフ・エフィカシー）などの尺度を使用する研究が増えており，看護師の職務に対する反応の構造を数量的に解釈しようという試みは広がりつつあるといえる。一方，看護師の職務への反応を改善するための介入効果研究はまだ十分になされているわけではなく，状況に応じた効果効率的な介入のために，より詳細に構造を分析することが求められている。

本論文は，難病医療拠点病院あるいは難病医療協力病院に勤務する看護師の職場環境の改善への示唆を得るために，バーンアウト因果モデルを作成しようと試みた日本の研究である。難病患者に接する看護師の職場での経験を広く構造化してとらえるべく，NIOSH（米国労働安全衛生研究所 National Institute for Occupational Safety & Health）職業性ストレスモデルを基本的な概念枠組みとし，仕事ストレッサー，心理的ストレス反応，行動的ストレス反応，個人要因を採用し，適合度のよいモデルを抽出する分析を進めている。以下，論文の詳細について段落ごとに解説する。

なお，この論文が掲載された日本看護科学会誌は，優良な論文が集められたグレードの高い日本の看護系学術雑誌の一つであり，参考とすべき論文が豊富である。研究背景，対象，方法，分析法の記載方法に一貫性があり，大学院生や初学者が研究を進める際にお手本として読まれることも多い。同学会からは英文誌も出されており，いずれも年1回，優秀論文が選出・表彰されている。

⑵　タイトル，著者，および「はじめに」

神経難病患者をケアする
看護師における
バーンアウト因果モデルの
作成と検証

安東由佳子　片岡　健　小林敏生
岡村　仁　北岡和代

Ⅰ　はじめに

これまで看護師は，一般女性職員や他の医療従事者と比較して強いストレスを抱えていると言われ続けているが（Molassiotis et al., 1995），近年は，医療の高度化，在院日数短縮などますます厳しい労働環境の中で，そのメンタルヘルスは深刻な状況となっている（日本医療労働組合連合会，2006）。看護師が質の高いケアを提供するには，心身の健康が必要であり，そのためには，ストレスの原因（ストレッサー）を突

1）タイトル，著者，および「はじめに」の内容

■神経難病患者をケアする看護師におけるバーンアウト因果モデルの作成と検証

安東由佳子，片岡　健，小林敏生，岡村　仁，北岡和代：日本看護科学会誌，**29**(4), 3-12, 2009

1. 厳しい労働環境の中で看護師のメンタルヘルスは深刻な状況であり，心身の健康を守るためにストレスの原因（ストレッサー）を突き止め，職場環境改善につなげることが重要である。

2. バーンアウトは，対人専門職に生じやすく，仕事に関連するストレス反応であ

き止め，職場環境改善へつなげることが重要となる。

精神科医Freudenberger（1974）は，対人専門職に従事するスタッフが徐々にエネルギーが枯渇していくかのように，仕事に対する意欲や関心を失っていく様子をBurn-out（以下，バーンアウトとする）と表現した。本研究は，バーンアウトが対人専門職に生じやすいストレス反応であること，仕事に関連したストレス反応であること（Maslach et al., 2001）から，心理的ストレス反応にバーンアウトを設定した。

これまでの研究で，Leiter（1991）は，仕事上のディマンド（過重労働や対人葛藤）はストレスと関連すると報告し，Jansses ら（1999）も同様の結果を示している。また，ホスピス勤務の女性看護師を対象としたPayne（2001）は，死に関するストレッサーはストレスに強く関連し，精神科看護師を対象とした北岡（東口）ら（2004）の調査では，同僚との関係や患者との人間関係に関するストレッサーはバーンアウトに関連があるが，患者の死はストレスとは関連がないと報告している。これらの研究結果をまとめると，仕事の量的負荷や，上司・同僚との関係がストレスに影響を及ぼすことは，ほぼ一致した結果であるが，他のストレッサーについては一貫した結果が出ておらず，これは対象看護師が所属している部署のケア特性が影響しているのではないかと考えられた。実際に近年は，専門性が要求される特殊な部署として，精神科（Cushway et al., 1996），訪問看護（Rout, 2000），高齢者福祉施設（Dunn et al., 1994）などさまざまな領域で働く看護師のストレッサー尺度が開発され，ストレスとの因果関係を解明している。しかし，これまでに神経難病患者をケアしている看護師のストレッサー尺度については研究者が作成した尺度以外は開発されておらず，バーンアウトとの因果関係を解明した研究はない。神経難病は，他疾患と比較して，看護師によるケア量が多く（高橋ら，2006），患者への関わりの難しさも多数報告されており（渡辺，2005；Edwards et al., 2002），ケアする看護師の身体的，精神的負担が推測されるため，早急な対策が必要である。

そこで，本研究は，神経難病患者をケアすることから，心理的ストレス反応に設定した。

3. ①仕事のディマンド（過重労働や対人葛藤）はストレスと関係し，死に関するストレッサーはストレスに強く関係し，同僚との関係や患者との人間関係のストレッサーはバーンアウトに関係する。

②仕事の量的負荷や上司・同僚との関係がストレスに影響することは，複数の研究で一貫してみとめられているが，他のストレッサーは一貫した結果が得られておらず，看護師の所属部署のケア特性の影響があると推察される。

③さまざまなストレッサー尺度開発もなされ，ストレスとの因果関係は示されているが，神経難病患者をケアしている看護師のストレスとバーンアウトとの因果関係に関する研究はない。

他疾患と比較して，ケア量が多く，患者への関わりの難しさもあり，対策が必要である。

4. 職場環境改善への示唆を得るために，看護師のストレッサー，バーンアウト，行動的ストレス反応（離職意思，配置転換意思）を主要変数としたバーンアウト因果モデルを作成し，検証することを目的とした。

2）タイトル，著者，および「はじめに」のポイント

● 冒頭では，本題となる心身の健康に関するストレッサーを知ることによって職場環境を改善する必要性を示し，本研究に取り組む理由を述べている。

● 次のパラグラフでは，バーンアウトを取り上げる背景が説明されている。「心理的反応」としてバーンアウトが古くから採用されてきた歴史が理解できる。

● 3番目のパラグラフは，「はじめに」の文章の中でかなりの分量を占めている。①ではストレスに関係する多要因の存在を例示し，

看護師の職場環境改善への示唆を得るために，対象看護師の仕事ストレッサー，バーンアウト，行動的ストレス反応（離職意思，配置転換意思）を主要変数としたバーンアウト因果モデルを作成し，検証することを目的とした。

(3) 研究方法

Ⅱ 研究方法
1．本研究の概念枠組み

本研究は，NIOSH 職業性ストレスモデル（Hurrel et al., 1988）を基本的な概念枠組みに使用した。心理的ストレス反応としてバーンアウト，行動的ストレス反応として離職意思と配置転換意思，個人要因として自己効力感，緩衝要因として職場内サポートを設定した。仕事ストレッサーは，「神経難病患者をケアする看護師の仕事ストレッサー」とした。NIOSH 職業性ストレスモデルには，家庭や家族からの要求など仕事外の要因が含まれているが，仕事外の要因は，個人的な内容であることが多く，職場全体での改善につなげていくことが難しいため，本研究ではモデルに含めないこととした。本研究での概念枠組みを図1に示す。

2．調査方法および調査期間

調査方法は自己記入式質問紙を用いた郵送調査とした。当該施設の看護部長および看護師長を通して，依頼文書，調査用紙，返信用封筒を配布し，回収は各自で研究者宛に郵送してもらうようにした。調査実施期間は2006年4月〜7

②では①をまとめているが，やや例示が乏しく②の最後で「ケア特性の影響がある」と結びつけるのに多少の飛躍の感は否めない。③では，さまざまな尺度を用いたストレス関連研究について述べている。「さまざまな尺度開発もなされ，ストレスとの因果関係が示されている」の一文は，バーンアウトという用語を使用しておらず，読者はストレスとストレッサー，バーンアウトの関係にやや混乱するかもしれない。論文の中心となる概念なので，多少文章が長くなってもていねいに説明するとよいだろう。

● 最後のパラグラフでは本研究の目的を述べているが，ここでは「仕事ストレッサー」という用語がいきなり使用されている。後に示される先行モデルから採用した語句であるが，用語を最初に使用する際に説明するとよいだろう。

1）研究方法の内容

■概念枠組み
1. NIOSH 職業性ストレスモデルを基本的枠組みに使用している。心理的ストレス反応としてのバーンアウト，行動的ストレス反応としての離職意思と配置転換意思，個人要因として自己効力感，緩衝要因としての職業内サポートを設定した。
2. 仕事ストレッサーは「神経難病患者をケアする看護師の仕事ストレッサー」としている。
3. NIOSH 職業ストレスモデルには，家庭や家族からの要求など仕事外の要因が含まれているが，個人的内容であることが多く，職場全体での改善につなげていくことが難しいため，本研究には含めないこととした。

■調査方法および調査期間

調査方法は，自記式質問紙を用いた郵送調査で，回収は各自で研究者宛に返送して

月であった。

3. 調査対象

対象者の所属施設は，難病医療拠点病院あるいは難病医療協力病院に指定されている，神経難病専門病棟をもつ病床数300以上の総合病院とした。該当病院より無作為に選んだ36病院の看護部長宛に調査依頼を行い，了承の得られた18病院の神経難病専門病棟に勤務する看護師および准看護師385名を対象者とした（師長，新人看護師および配置転換後3カ月未満の看護師らは除外した）。

4. 質問紙の構成

1）神経難病患者をケアする看護師の仕事ストレッサー尺度

2005年に実施した先行研究（安東ら，2007）で信頼性・妥当性検証済みの「神経難病患者をケアする看護師の仕事ストレッサー尺度（以下，仕事ストレッサー尺度とする）」を使用した。得点が高いほどストレッサーが強いことを表す。

2）バーンアウト

バーンアウトの測定にはthe Maslach Burnout Inventory-General Surveyを北岡（東口）らが邦訳した，日本版MBI-GS（北岡（東口）ら，2004b）を使用した。疲弊感（仕事を通じて力を出し尽くし，疲弊してしまった状態），シニシズム（仕事に対する熱意や興味を失い，心理的に距離をおく無関心な態度），職務効力感（仕事に対する自信，やり甲斐であり，バーンアウトではこれが低下）の3つの下位概念で構成されている。疲弊感とシニシズム

もらった。調査期間は2006年4月～7月であった。

■調査対象

難病医療拠点病院あるいは難病医療協力病院に指定されている神経難病専門病棟をもつ，病床数300以上の総合病院である。該当病院より無作為に選んだ36病院の看護部長に依頼し，了承の得られた18病院の神経難病専門病棟に勤務する看護師，および准看護師385名に依頼した（師長，新人看護師，および配置転換後3カ月未満の看護師らは除外）。

■調査に用いた変数

基本属性のほか，従属変数，独立変数が設定されている。

1）従属変数：
1. 心理的ストレス反応：バーンアウト〔日本版MBI-GS（Maslash Burnout Inventory-General Survey）尺度〕
2. 行動的ストレス反応：離職意思・配置転換意思

2）独立変数：
1. 仕事ストレッサー：神経難病患者をケアする看護師の仕事ストレッサー尺度
2. 個人要因：自己効力感（特性的自己効力感尺度）
3. 緩衝要因：職場内サポート

■分析方法
1. 仕事ストレッサーおよびバーンアウト

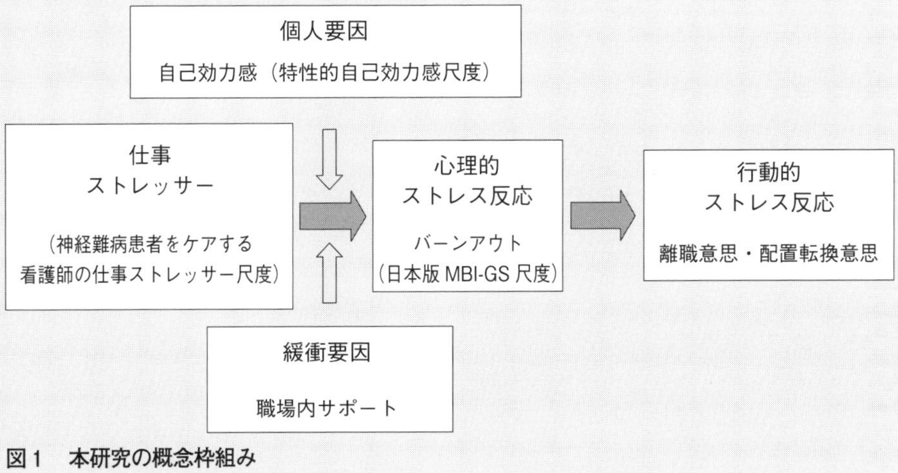

図1 本研究の概念枠組み

は得点が高いほど,職務効力感は得点が低いほどバーンアウトが強いことを示す。ただし,本研究ではモデルの解釈を容易にするため,職務効力感は,得点を逆転して職務効力感低下とし,高いほどバーンアウトが強いことを示すようにした。なお,尺度の使用については事前にConsulting Psychologists Press, Inc の承認を得た(許可番号:17497)。

3) 自己効力感

本研究では,Sherer らが作成した自己効力感尺度を成田らが邦訳した特性的自己効力感尺度(成田,2001)を使用した。1因子構造が確認されており,合計得点が高いほど自己効力感が強いことを表す。なお本研究では,モデルの解釈を容易にするため,他の尺度と正負の関係を一致させて,得点が高いほど自己効力感が低くなるように設定した。

4) 職場内サポート

職場内サポートについては信頼性・妥当性検証済みの既存尺度(小林,2005)の一部を使用した。同僚や上司について「援助・助言が得られる」「仕事がスムーズに行くよう配慮してくれる」などの4つの質問を設定した。得点が高いほどサポートが弱いことを表す。

5.分析方法

本研究対象者の仕事ストレッサーおよびバーンアウトの因子構造を確認するため,各々の尺度について因子分析を実施した。また,バーンアウトと対象者の属性との関連を検討するためにMann-WhitneyのU検定またはKruskal-Wallis検定で分析した。次に,初期モデルを設定し,データへの適合度を共分散構造分析で算出した。初期モデルの適合度が不良な場合は,修正指標に基づきパスを削除・追加してモデルを改良し,適合度のよいモデルを採用した。モデルの適合度は,GFI(Goodness of Fit Index),RMSEA(Root Mean Square Error of Approximation)を採用し,採択基準は,GFI=0.9以上,RMSEA=0.05以下とした(基準値に近いほど,そのモデルがデータをうまく説明していると判断される)。なお統計処理には,統計解析用ソフトSPSS Base System 14.0J および Amos 5.0 を用いた。

の因子構造を確認するため,おのおのの尺度について因子分析を実施した。
2. バーンアウトと対象者の属性との関連はマン・ホイットニー(Mann-Whitney)のU検定,クラスカル・ウォリス(Kruskal-Wallis)検定で分析した。
3. 初期モデルを設定し,適合度が不良の場合は修正指標に基づきパスを削除・追加してモデルを改良し,適合度のよいモデルを採用した。モデルの適合度は,通常GFI(Goodness of Fit Index)=0.9以上,RMSEA(Root Mean Square Error of Approximation)=0.05以下で良好。

2) 研究方法のポイント

- NIOSH 職業性ストレスモデルを概念図を用いて説明したことで,研究全体の構造が理解しやすくなっている。
- 該当する病院が何件あったかの記述がなく抽出率が不明である。調査協力が得られた385名も最初に依頼した該当者数が不明である。
- 除外基準が明確に述べられている。職業環境に関する研究であるため,管理者の除外は適切であろう。新人,配置転換後3カ月未満の看護師らが除外された理由は不明で,業務負担や職場環境への慣れという理由など明確になるとよいだろう。
- 調査に用いる変数にはほとんど既存の尺度を用いており,バーンアウトの判定には日本語版 MBI-GS が使用されている。既存の尺度を使用する際は,信頼性・妥当性の検証がなされたものを使用することが望ましい。主な従属変数にあたる尺度は結果自体の信頼性に影響を与えかねないので,その尺度選びには慎重を要する。本研究で使用されている尺度の信頼性・妥当性について,読者に理解できるよう説明があるとよいだろう。
- 論文筆者らが以前の研究で作成した仕事ストレッサー尺度は,今回の因子分析結果では固有値が1を切る因子が二つ生じており,紙

6．倫理的配慮

対象者には，研究の趣旨，協力への自由意思の尊重，プライバシーの保護等について文書で事前に説明し，質問紙の回収をもって研究への同意が得られたと判断した。また本研究は，広島大学大学院保健学研究科（看護開発科学講座）の倫理委員会の審査を受け承認を得た上で，実施した（倫理審査番号 120）。

(4) 結果

Ⅲ 結果

質問紙配布数 385 部，回収数 263 部（回収率 68.3％）であったが，欠損値が 3 項目以上ある回答（15 部）を除外したため，有効回答数は 248 部（有効回答率 64.4％）であった。資格は看護師（保健師含）219 名，准看護師 29 名であった。

1．対象者の属性

対象者の属性を表1に示す。性別は男性 16 名，女性 231 名で，未記入が 1 名あった。また，平均年齢は 34.3±10.1（mean±SD）歳，臨床の平均経験年数は 11.5±9.5 年，神経難病看護平均経験年数は 3.4±3.5 年であった。

2．日本版 MBI-GS および仕事ストレッサー尺度の因子構造

日本版 MBI-GS は，主因子法，プロマックス回転，因子数 3 で因子分析を実施した結果，疲弊感，シニシズム，職務効力感低下の 3 因子構造となった。仕事ストレッサー尺度は，主因子法，プロマックス回転，因子数 8 を指定して因子分析を行った結果，8 因子構造を示した（表2）。

3．バーンアウトと属性の関連

結果を表1に示す。神経難病看護経験 3 年未満の看護師らの疲弊感得点は，3 年以上の看護師らのそれと比較して有意に高かった（$p<0.05$）。

4．バーンアウト因果モデルの作成と検証

バーンアウトと属性の関連で，神経難病看護経験 3 年未満と 3 年以上の間のバーンアウト得

面の情報だけでは因子構造決定の適切性に疑問が残る。以前の論文に言及しているなどの説明があるとよいだろう。
● 分析の際対象者を神経難病看護経験年数で 2 群に分類しているが，この分類の根拠が明確に記載されている。
● 共分散構造分析で用いたモデルの適合性について適切な解説がなされていた。ただし，この分析法は，結果で述べられている。
● 倫理的配慮のための手続きが明確に示されている。

1）結果の内容

■回収数

385 部配布し，263 部回収（回収率 68.3％），欠損値が 3 項目以上ある回答を除外し，有効回答数 248 部（有効回答率 64.4％）であった。

1．対象者の属性について，平均年齢は 34.3±10.1 歳，臨床の平均経験年数は 11.5±9.5 年，神経難病看護平均年数 3.4±3.5 年であった。

2．バーンアウトと属性との関連について，神経難病看護経験 3 年未満の看護師らの疲弊感得点のみが，3 年以上の看護師らのそれと比較して有意に高かった。

3．バーンアウト因果モデルの作成と検証では，神経難病看護経験 3 年未満（134 名）と 3 年以上（110 名）に分けて解析を実施した。重回帰分析，相関分析の結果から，初期モデルを設定し，共分散構造分析で算出した結果，両群ともに採択基準を満たさなかった。そこで修正指標に基づきパスを改良したところ，3 年未満で GFI＝0.87，RMSEA＝0.05，3 年以上で GFI＝0.87，RMSEA＝0.06 でほぼ良好。パス係数は危険率 5％未満を有意とし，すべて有意となった。

① バーンアウトに影響を及ぼす仕事ス

表1 対象者の属性およびバーンアウトと属性の関連

n = 248

属性	MBI 得点	n（%）	疲弊感 平均値	標準偏差	p	シニシズム 平均値	標準偏差	p	職務効力感低下 平均値	標準偏差	p
性別	男性	16(6.5)	4.08	1.65		2.52	1.81		3.57	1.07	
	女性	231(93.1)	4.20	1.34		2.55	1.76		3.69	0.87	
	欠損値	1(0.4)									
年齢	24歳以下	45(18.1)	4.39	1.18		2.52	1.71		3.65	0.90	
	25歳以上29歳以下	55(22.2)	4.15	1.42		2.32	1.76		3.69	0.90	
	30歳以上39歳以下	71(28.6)	4.16	1.41		2.79	1.87		3.78	0.86	
	40歳以上	72(29.0)	4.13	1.38		2.46	1.68		3.58	0.92	
	欠損値	5(2.0)									
婚姻の有無	未婚	126(50.8)	4.39	1.23		2.68	1.74		3.79	0.84	
	既婚	106(42.7)	4.01	1.46		2.44	1.82		3.58	0.89	
	死別・離別	15(6.0)	3.92	1.44		2.25	1.45		3.49	1.14	
	欠損値	1(0.4)									
資格	准看護師	29(11.7)	4.27	1.41		2.47	1.50		3.22	0.85	
	看護師	207(83.5)	4.16	1.37		2.55	1.76		3.75	0.88	
	保健師	12(4.8)	4.55	1.16		2.77	2.31		3.57	0.78	
最終学歴	高等学校専攻科	32(12.9)	3.94	1.44		2.22	1.78		3.52	0.77	
	専門学校	192(77.4)	4.18	1.37		2.58	1.73		3.72	0.92	
	短期大学	8(3.2)	4.53	0.89		2.63	2.05		3.40	0.39	
	大学	10(4.0)	4.52	1.21		2.65	2.39		2.65	0.92	
	欠損値	6(2.4)									
臨床経験年数	3年未満	51(20.6)	4.43	1.24		2.54	1.74		3.50	0.94	
	3年以上	193(77.8)	4.12	1.39		2.54	1.77		3.72	0.87	
	欠損値	4(1.6)									
神経難病看護経験年数	3年未満	134(54.0)	4.35	1.35	}*	2.72	1.85		3.75	0.89	
	3年以上	110(44.4)	3.98	1.35		2.32	1.62		3.60	0.89	
	欠損値	4(1.6)									
勤務体制	3交替制	190(76.6)	4.16	1.42		2.53	1.76		3.71	0.90	
	2交替制	52(21.0)	4.34	1.10		2.67	1.70		3.57	0.81	
	夜勤はしていない	3(1.2)	4.13	0.50		1.42	0.38		2.89	0.67	
	欠損値	3(1.2)									
職位	スタッフ	226(91.1)	4.15	1.38		2.55	1.79		3.68	0.89	
	主任	15(6.0)	4.69	1.07		2.43	1.38		3.78	0.84	
	欠損値	7(2.8)									
配属希望の有無	配属希望あり	56(22.6)	3.96	1.35		2.20	1.65		3.56	0.97	
	配属希望なし	187(75.4)	4.25	1.36		2.64	1.78		3.71	0.86	
	欠損値	5(2.0)									

*p < 0.05

2群の比較にはMann-WhitneyのU検定，3群以上の比較にはKruskal-Wallis検定を用いた．

点に有意差を認めたこと，Benner（2001）が「似たような状況で2～3年働いたことのある看護師を一人前である」としていることより，以後の解析は「神経難病看護経験3年未満（以後，3年未満とする）」と「神経難病看護経験3年以上（以後，3年以上とする）」に分けて実施した．難病看護経験年数の記載のない回答4部を除外し，3年未満134名，3年以上110

トレッサーは，「仕事の量的負荷」と「上司との軋轢」であった．

② 神経難病看護経験3年未満で「言語的暴力」が「シニシズム」に直接的影響を，また3年未満で「関わりの難しさ」，3年以上で「ケア見通しの不明瞭さ」が間接的に影響した．

③ バーンアウト後は，離職・配置転換

名で解析を実施した。

重回帰分析，相関分析の結果を参考に，初期モデルを設定し，データへの適合度を共分散構造分析で算出した結果，初期モデルの適合度は，両群ともに採択基準を満たさなかった。よって，修正指標に基づきパスを削除・追加して，改良モデルに修正（図2）したところ，3年未満GFI＝0.88，RMSEA＝0.05，3年以上GFI＝0.87，RMSEA＝0.06とモデルの適合度は上昇した。パス係数は危険率5％未満を有意とみなし，両群ともパス係数はすべて有意となった。両群とも改良モデルのほうが，適合度が改善されており，基準値のGFI＝0.9以上，RMSEA＝0.05以下の採択基準をほぼ満たしていたため，改良モデルでバーンアウト因果関係を説明することとした。改良モデルを潜在変数のみにしたものを，図3に示す。

1）仕事ストレッサーからバーンアウトへの影響

以下，括弧内の数値はパス係数を示す。バーンアウトに影響を及ぼす仕事ストレッサーは，3年未満の場合，「仕事の量的負荷（0.46）」と「上司との軋轢（0.25，0.21）」であり，また「言語的暴力」が「シニシズム（0.23）」に，「関わりの難しさ」が自己効力感を介して（0.27），バーンアウト（「シニシズム」と「職務効力感低下」）に影響（0.27，0.48）していた。一方，3年以上の場合，「仕事の量的負荷（0.36）」と「上司との軋轢（0.33）」がバーンアウトに影響を及ぼしており，また「ケア見通しの不明瞭さ」が自己効力感を介して（0.37），バーンアウト（「シニシズム」と「職務効力感低下」）に影響（0.23，0.37）していた。

仕事ストレッサーからバーンアウトへのパス係数は，3年未満の場合，「仕事の量的負荷」から「疲弊感」へのパス係数（0.46）が，他と比較して高かったが，3年以上では，すべて0.33～0.37の範囲にあった。

2）行動的ストレス反応（離職意思，配置転換意思）への影響

行動的ストレス反応への影響については，両群とも，「疲弊感」や「シニシズム」から，離職・配置転換意思へのパスが有意であり，「職務効力感低下」から離職・配置転換意思へのパ

意思が強まり，3年未満は「同僚との軋轢」，3年以上は「仕事の量的負荷」と「言語的暴力」が離職・配置転換意思に直接的に影響していた。3年未満では職場内サポートの弱さは，離職・配置転換意思に直接的に影響していた。

2）結果のポイント

● 対象の代表性については，前述のとおりである。
● 分析の手順に沿ってカテゴリーごとに結果がわかりやすく説明されている。
● 図2（151頁参照）として「神経難病患者をケアする看護師におけるバーンアウト因果改良モデル」が示され，図3（152頁参照）には「神経難病患者をケアする看護師のバーンアウト因果モデル」として，非常に似た図が並べられている。図2のみにして，バーンアウト因果モデルに採用される部分を太字にするなどで示す工夫をしてもよかったかもしれない。
● 図3の説明は非常に明確である。

スは有意でなかった。また，3年未満の場合，バーンアウトを経由せずに，「同僚との軋轢」は配置転換意思に（0.16），3年以上の場合，「仕事の量的負荷」は配置転換意思に（0.32），「言語的暴力」は離職意思に（0.25），直接的な影響を及ぼしていた。

3）自己効力感および職場内サポートの影響

両群とも，パスの方向は，職場内サポートの弱さ→自己効力感の低下→バーンアウト（「シニシズム」と「職務効力感低下」）を示していた。また，自己効力感の低下から配置転換意思へのパスの符号は，両群ともマイナス（3年未満＝－0.18，3年以上＝－0.21）であった。また，職場内サポートの弱さは，3年未満では，離職意思や配置転換意思へ影響していた（0.22，0.28）が，3年以上では影響を及ぼしていなかった。

表2　仕事ストレッサー尺度の因子構造

n=248

質問項目	抽出因子								Cronbach's α係数	記述統計	
	第1因子	第2因子	第3因子	第4因子	第5因子	第6因子	第7因子	第8因子		平均値	標準偏差
第1因子：医師との軋轢											
23 患者への医師の対応に納得がいかない	0.87	0.05	0.05	-0.07	-0.02	0.04	-0.04	-0.03	0.88	2.88	0.95
21 医師の方針や考え方に納得がいかない	0.87	0.00	0.00	0.02	-0.11	0.05	0.07	0.00			
5 医師の対応が遅い	0.83	-0.11	-0.11	-0.01	0.21	0.01	-0.18	0.02			
11 医師とのコミュニケーションがうまくいかない	0.66	0.01	0.18	0.09	-0.10	-0.01	0.05	-0.04			
第2因子：仕事の量的負荷											
26 人手が十分でないため、仕事がこなしきれない	-0.06	0.76	0.16	0.05	-0.14	-0.01	-0.13	0.11	0.83	3.76	0.87
6 患者の要望に沿えないほど仕事量が多いことを負担に感じる	0.01	0.76	-0.13	-0.01	0.16	0.00	-0.07	0.10			
8 納得のいくケアをするための十分な時間がないことに苦痛を感じる	0.02	0.69	-0.08	0.02	0.09	-0.02	0.19	-0.05			
14 患者とゆっくり関わったり話をするための十分な時間がとれないことに苦痛を感じる	-0.01	0.57	0.12	-0.04	-0.04	0.01	0.32	-0.18			
第3因子：ケア見通しの不明瞭さ											
22 患者や家族の訴えにどのように答えたらよいのかわからない	0.13	0.02	0.80	-0.04	0.08	-0.08	0.01	-0.12	0.78	2.63	0.76
17 患者からケアを拒否される（他の看護師への交代を求められることを含む）	-0.14	-0.05	0.55	0.02	0.00	0.06	-0.06	0.27			
13 患者や家族の不安や要望に十分に対応できない	0.03	0.22	0.52	-0.08	0.17	-0.02	-0.17	0.14			
18 ケアの見通しがたたない	0.09	-0.09	0.47	0.08	0.14	-0.13	0.16	0.08			
第4因子：上司との軋轢											
19 上司が自分の気持ちを理解してくれないと感じる	0.01	0.06	0.01	0.91	0.01	0.06	-0.05	-0.08	0.82	2.59	0.96
2 上司と考え方が食い違う	0.01	0.08	-0.22	0.72	0.08	-0.02	-0.03	0.11			
25 上司から信頼されていないと感じる	-0.03	-0.11	0.24	0.70	-0.02	-0.01	0.04	-0.02			
第5因子：関わりの難しさ											
20 細かい要求が多い患者と関わることに負担を感じる	-0.08	0.01	0.21	0.00	0.77	0.12	0.05	-0.12	0.81	3.49	0.88
24 機嫌を損ねがちな気難しい患者と関わることに負担を感じる	-0.05	0.01	0.31	0.00	0.66	0.12	-0.06	-0.06			
1 コミュニケーションがとりづらい患者と関わることに負担を感じる	0.07	0.03	-0.02	0.06	0.57	-0.12	0.16				
3 やってもやっても患者の満足が得られない	0.23	0.02	-0.03	0.00	0.30	-0.11	0.14	0.27			
第6因子：同僚との軋轢											
7 協力的でないスタッフと一緒に働く	0.08	0.04	-0.13	0.01	0.09	0.93	-0.07	-0.0	0.81	2.43	0.88
15 一緒に働きたくない看護師がいる	-0.02	-0.10	0.04	0.01	0.04	0.70	0.12	0.02			
9 同僚とケアについての意見が食い違う	0.17	0.09	0.05	0.04	-0.24	0.32	0.14	0.13			
第7因子：ケアと成果の不均衡											
16 懸命にケアしても、患者の病状が進行していくことをつらく感じる	-0.10	0.07	-0.02	0.00	-0.02	0.06	0.79	-0.02	0.75	3.20	0.97
10 懸命にケアしても、何の変化もなかったり状況が悪化することをつらく感じる	0.02	-0.05	-0.07	-0.04	0.14	0.00	0.76	0.15			
第8因子：言語的暴力											
4 患者から命令口調で指示される	0.00	0.07	0.02	0.02	-0.02	-0.02	0.07	0.79	0.76	2.69	1.06
12 患者に暴言を吐かれる	-0.04	-0.04	0.32	-0.04	0.00	0.13	-0.03	0.61			
固有値	8.97	2.32	1.86	1.64	1.25	1.11	0.95	0.86			

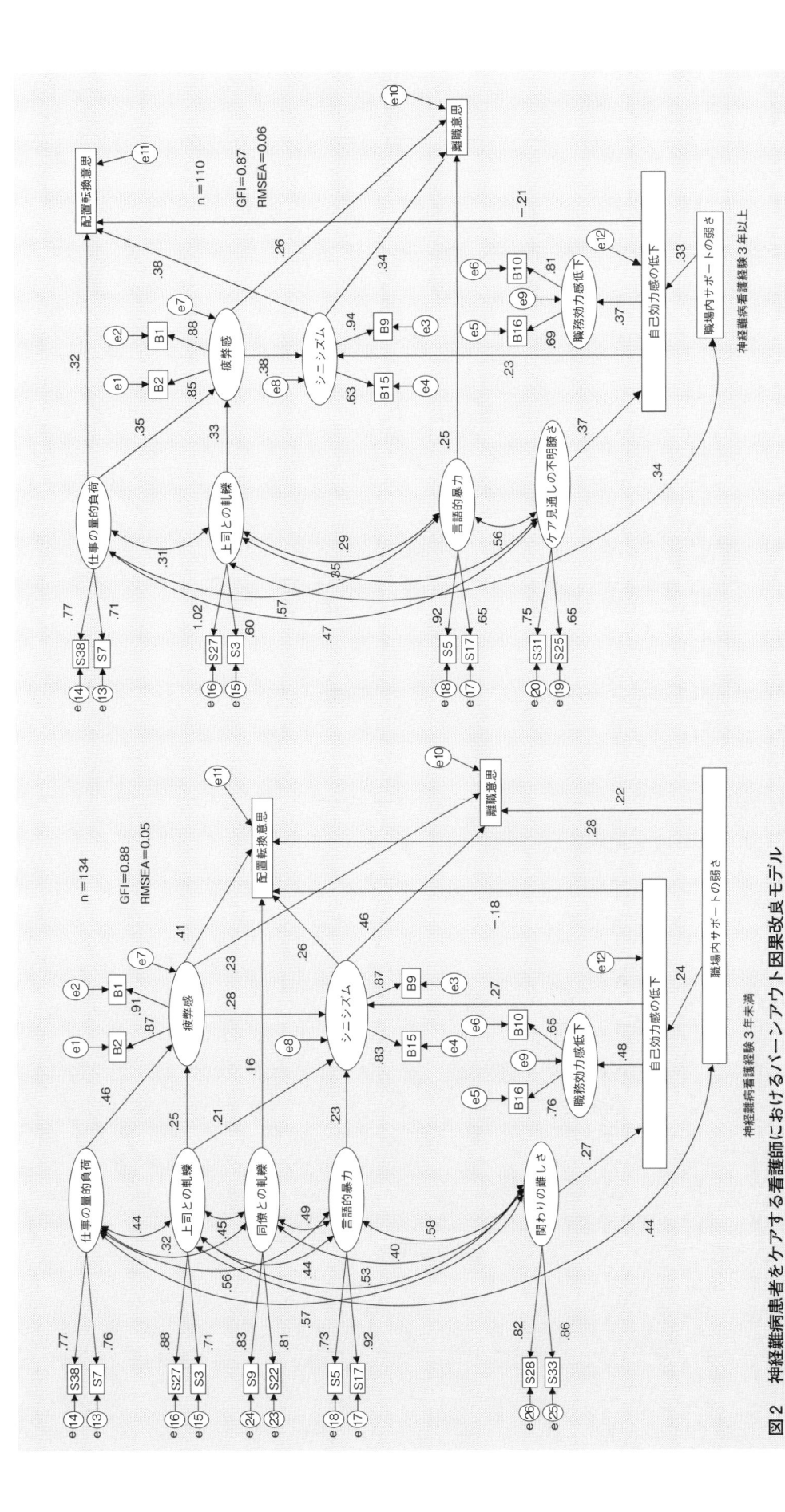

図2 神経難病患者をケアする看護師におけるバーンアウト因果改良モデル

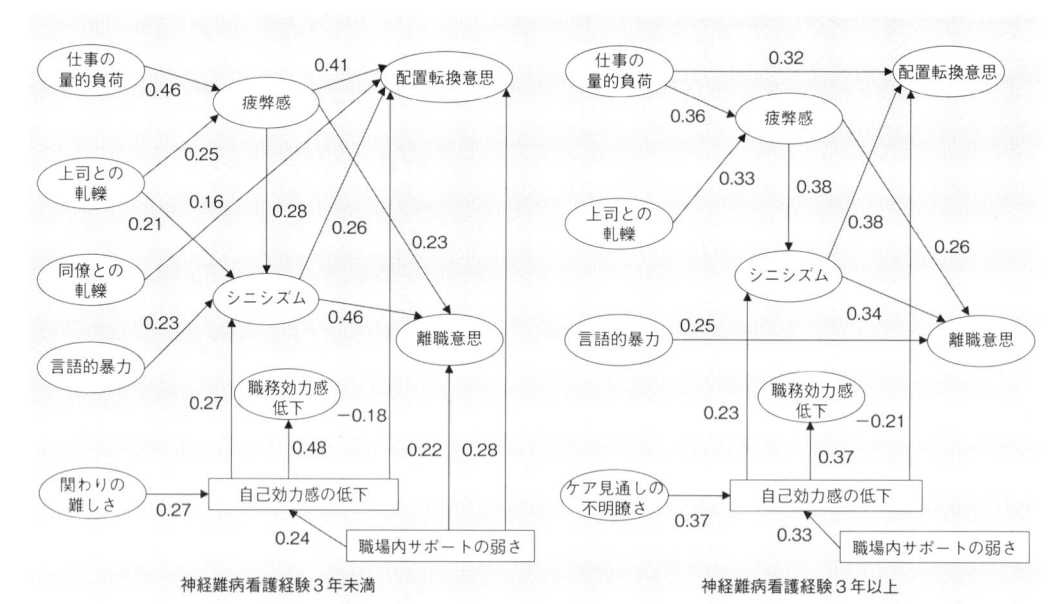

図3　神経難病患者をケアする看護師のバーンアウト因果モデル

（左：神経難病看護経験3年未満／右：神経難病看護経験3年以上）

(5) 考察

Ⅳ 考察

1. 本研究対象集団の特徴

臨床経験3年以上は77.8%と多いが、神経難病看護経験年数3年以上は44.4%と少なかった。つまり、本研究の対象は、豊富な看護経験をもつ一方、神経難病看護経験は浅い看護師が多い集団であると考えられた。

2. バーンアウトと属性との関連

神経難病看護経験3年未満の看護師は、3年以上の看護師に比較して、疲弊感が強いことが示された。先行研究でも経験年数が少ない看護師ほどバーンアウトしやすいという報告が多く（Robinson et al., 1991）、本研究もそれを支持していた。本研究では、神経難病における看護経験年数で有意差を認めたことが特徴であり、これは、臨床経験の少なさや人生経験の乏しさではなく、神経難病患者をケアする上で必要となる特有な経験の少なさによってバーンアウトする可能性を示唆していると考えられた。

3. MBI-GSおよび仕事ストレッサー尺度の因子構造の検討

MBI-GSは、先行研究（北岡（東口）ら、2004）と同様の3因子構造、仕事ストレッサー尺度は先行研究（安東ら、2007）と同様な8因子構造を示した（一般的なストレッサー4因

1) 考察の内容

1. 研究対象集団の特徴は、豊富な看護経験をもつ一方、神経難病看護経験は浅い看護師が多い集団であった。

2. 神経難病看護経験3年未満の看護師は、3年以上の看護師に比較して疲弊感が強かった。神経難病患者をケアするうえで必要となる特有の経験の少なさによる可能性がある。

3. バーンアウト因果モデルの作成と検証をふまえた結果の詳細な説明が解説されていた。

　① バーンアウトに影響する仕事ストレッサーは、神経難病看護経験年にかかわらず「仕事の量的負荷」と「上司との軋轢」であり、先行文献と同様の見解。

　② バーンアウトに間接的に関わっていたストレッサーは、3年未満の「関わりの難しさ」、3年以上の「ケア見通しの不明瞭さ」であった。神経難病看護経験3年未満の群は、たとえ看護経

子；「医師との軋轢」「仕事の量的負荷」「上司との軋轢」「同僚との軋轢」。神経難病患者をケアする看護師に特有なストレッサー4因子；「言語的暴力」「ケアと成果の不均衡」「関わりの難しさ」「ケア見通しの不明瞭さ」）。

4．バーンアウト因果モデルの作成と検証
1）仕事ストレッサーからバーンアウトへの影響

バーンアウトに影響を及ぼす仕事ストレッサーは，神経難病看護経験年数にかかわらず「仕事の量的負荷」と「上司との軋轢」であった。先行研究（Leiter, 1991；Jansses et al., 1999）でも，量的負荷や，上司・同僚との関係はバーンアウトに影響を及ぼすと報告されており，他領域の看護師と同様に，対象看護師らにとっても，仕事量の多さや上司との関係の悪さがバーンアウト要因の一つであることが示された。影響力については，3年未満では「仕事の量的負荷」から「疲弊感」へのパス係数（0.46）が他と比較して高く，仕事量の多さが強くバーンアウトに影響していると解釈できた。よって，職場環境改善への示唆として，職場全体での仕事量低減と上司との関係改善が挙げられ，特に3年未満においては，仕事量の調整がバーンアウト予防に効果的であることが示唆された。

神経難病患者をケアする看護師に特有なストレッサーについて，間接的にバーンアウトに影響を及ぼしていたのは，3年未満で「関わりの難しさ」，3年以上で「ケア見通しの不明瞭さ」であった。Benner（2001）は，似たような状況で2〜3年働いている看護師を「一人前」と呼び，そのレベルは，「自分はある技能レベルに達しているという自信がある」「言われて行うレベルから，計画を立てて看護をするというレベルへと成長」と述べている。神経難病看護経験3年未満の看護師らの中には，看護経験が豊富であっても神経難病看護については初心者のレベルの者が多いため，神経難病患者に特有な関わりの難しさが看護師らの負担になり，自己効力感を下げ，バーンアウトを強めていると解釈できた。一方，3年以上の看護師らは，難病患者に特有なケア技術に自信をもち，3年未満のように「言われて行う」のではなく「計画を立てて看護をする」というレベルに至ってい

験が豊富であっても神経難病看護については初心者のレベルの者が多く，神経難病特有の看護の難しさが負担となり，自己効力感を下げ，バーンアウトを強めていると思われる。神経難病看護の経験年数に応じた対策が必要である。

④　神経難病看護経験3年未満では「同僚との軋轢」が直接配置転換意思に，3年以上では「仕事の量的負荷」や「言語的暴力」が離職・配置転換意思に直接影響しており，これらのストレッサーを抱えている場合に注意が必要である。

⑤　経験年数に関係なく，職場内サポートの弱さ→自己効力感の低下→バーンアウト（シニシズムと職務効力感低下）というつながりが示されていたので，バーンアウトを軽減するには上司や同僚からの職場内サポートを強化することが重要。この結果を先行文献二つの結果と比較した。また，日本のこれらの因果関係は米国のものと異なる。

⑥　職場内サポートが離職・配置転換意思の低下に有効となるか否かは，神経難病看護経験年数によって異なり，3年未満の場合はサポートが弱いと離職・配置転換意思が強まるので，経験の少ない看護師の職場定着には，職場内サポートがより重要と述べられている。

4．最後に研究の限界が述べられている。統計学上示された因果関係であることが述べられるとともに，厳密な因果関係を解明するために縦断研究も加えて検討する必要性がある。モデルの洗練のために未設定変数を加える必要性がある。

2）考察のポイント
● 考察で書かれていた内容は，主に結果の解

るため,「ケアの見通しの不明瞭さ」が,自己効力感を低下させ,看護師のストレス反応を強めていくのではないかと考えられた。

また,3年未満の場合は「言語的暴力」が「シニシズム」に直接的影響を及ぼしていた。経験の少ない看護師にとって,患者からの暴言は,仕事に対する熱意や興味の喪失につながることが示され,対策として,暴言を受けた看護師への周囲のフォローが必要と考えられた。以上より,3年未満では,言語的暴力を受けた看護師のフォロー,および患者との関わりの難しさへの支援が,3年以上ではケア見通しをチームで明確にしていくことが,バーンアウト予防には効果的であり,難病看護経験年数によって違いがあるため,経験年数に応じた対策が必要であることが明らかになった。

2) 行動的ストレス反応への影響

バーンアウト(「疲弊感」と「シニシズム」)は,神経難病看護経験年数にかかわらず,離職・配置転換意思を強めるという結果より,看護師の定着には,「疲弊感」や「シニシズム」の軽減が重要であることが示された。ただし,3年未満では,バーンアウトを経由せず「同僚との軋轢」は配置転換意思に,3年以上では,「仕事の量的負荷」や「言語的暴力」が離職・配置転換意思に直接的影響を及ぼしていた。よって,看護師がこれらのストレッサーを抱えている場合は,バーンアウトの有無にかかわらず注意が必要であることが示唆された。

3) 自己効力感および職場内サポートの影響

両群とも,パスの方向は,職場内サポートの弱さ→自己効力感の低下→バーンアウト(「シニシズム」と「職務効力感低下」)を示していたことから,自己効力感を高めバーンアウトを軽減するためには,上司や同僚からの職場内サポートを強化することが重要と考えられた。これまでの研究では,サポートが強い時は仕事ストレッサーとバーンアウトの関係を弱めるように緩衝作用をもつと報告している文献(Jenkins et al., 2004)や,これを支持しない報告(Maslach et al., 2001)もあるが,本研究では,サポートの低下からバーンアウトへの影響は,自己効力感を介した間接的影響であることが明らかになった。また,自己効力感の低下か

説をする形で展開していた。結果の解説は非常にわかりやすく書かれていたが,過去の文献の引用はあまりみられず,解釈にもやや断定的な表現がされていた。これまでの研究動向をふまえて今回の結果がどう解釈できるのかについて,もう少し慎重でていねいな説明があってもよかったかもしれない。

● 神経難病看護経験との関連で主に議論が展開されていた。「限界」で他の変数の関与や縦断研究による因果関係の解明の必要が述べられていることを考慮すると,モデルそのものの適切性などについても,過去の文献などを用いて考察するとよりよかったように思われる。

ら配置転換意思へのパスの符号が,両群ともマイナスであったことから,自己効力感が高まると配置転換意思が強くなることが示された。横山(2003)は,「仕事上の効力感」が「外在的職務満足」に負の影響を及ぼすことを示し,米国と異なり,能力主義をほとんど採用していないわが国では,自分が有能だと思えば思うほど(効力感が高いほど),今の状況(給料,昇進,上役など)には満足できないのではないかと述べている。自己効力感の高さは,看護師としての自信の強さにもつながるため,自己効力感の高い看護師は,神経難病領域の看護だけに満足できず,さまざまな部署へ活躍の場を求め,配置転換意思が強くなるのではないかと考えられた。

職場内サポートの弱さは,3年未満では離職・配置転換意思へ影響していたが,3年以上では有意な影響を及ぼしていなかった。このことから,職場内サポートが離職・配置転換意思の低下に有効となるか否かは,難病看護経験年数によって異なり,3年未満の場合は,サポートが弱いと離職・配置転換意思ともに強まることが示され,経験の少ない看護師の職場定着には,職場内サポートが,より重要であると考えられた。

本研究結果は,横断研究のため,統計学上で示された因果関係である。今後,より厳密な因果関係を解明するには,縦断研究も加えて検討

をしていく必要がある。また，今後，さらにモデルを洗練していくには，本研究では未設定であった変数もモデルに組み込んでいく必要がある。

(6) 結論

V．結論

①バーンアウトに影響を及ぼす仕事ストレッサーは，難病看護経験年数にかかわらず「仕事の量的負荷」と「上司との軋轢」であった。特に，3年未満の場合，仕事量の多さが強くバーンアウトに影響していることが示された。また，バーンアウトに影響する神経難病患者をケアする看護師に特有な仕事ストレッサーは，難病看護経験年数の違いによって異なることが示された。②バーンアウト（「疲弊感」と「シニシズム」）は，離職意思や配置転換意思につながることから，看護師の定着には「疲弊感」と「シニシズム」の軽減が重要である。ただし，3年未満では，「同僚との軋轢」が配置転換意思に，3年以上では，「仕事の量的負荷」や「言語的暴力」が，離職・配置転換意思に直結するため，バーンアウトの有無にかかわらず注意が必要である。③職場内サポートの弱さ→自己効力感の低下→バーンアウト（「シニシズム」と「職務効力感」）を示したことから，自己効力感を高めバーンアウトを軽減するには，職場内サポートを強化する必要があり，特に3年未満の場合は，サポートが弱いと離職・配置転換意思ともに強まることが示された。以上より，効果的な職場環境改善のためには，職場全体の対策に加えて，難病看護経験年数に応じた対策が必要であることが示唆された。

謝辞：本研究にご協力いただきました皆様に心から御礼申し上げます。また，統計解析手法についてご教示くださいました北里大学大学院医療系研究科田中克俊准教授に謹んで感謝の意を表します。なお，本論文は，広島大学大学院保健学研究科に提出した博士論文の一部を加筆修正したものである。

※ Abstract，要旨，文献等は省略。

1) 結論の内容

1. （要約と示唆）①バーンアウトに影響する仕事ストレッサーの内容，および難病看護経験3年未満の場合の影響の存在，②バーンアウト（疲弊感とシニシズム）は，離職意思や配置転換意思につながることから軽減が必要，③職場内サポートの弱さ→自己効力感の低下→バーンアウト（シニシズムと職務効力感）を示したことから職場内サポート強化が必要（3年未満の場合はサポートの弱さが離職・配置転換意思ともに強まる）の3点。
2. （今後の課題）効果的職場環境改善のために，職場全体の対策，難病看護経験年数に応じた対策が必要。

2) 結論のポイント

- 今回の知見をふまえ，要約が整理されていた。また，今回の結果をふまえた課題について述べられていた。
- 神経難病看護に携わる看護師の職場環境改善に向け大きな示唆が得られた論文と考えられる。

3 Good Practice QOL

(1) QOLを測定する意義

医療の進歩は，過去の致命的疾患を慢性的なものに移行させ，多くの人々を慢性疾患と共存しながら生きることを可能にした。また，近年の人口の高齢化，生活習慣病の増加，医学・医療の進歩などは，保健医療

を取り巻く環境を変化させ，人々の健康ニーズにも大きく影響を及ぼしている。厚生労働省の 2007 年の国民生活基礎調査および患者調査（国民衛生の動向 2010/2011）によると，65 歳以上では国民の半数が有訴者となっている（図1）。

さらに，年齢が高くなるに従って性・年齢別受療率（図2）は高率となっている。

このように高齢社会は，加齢とともに慢性の病態を抱えて生活する人々が増え，身体の障害と医療サービスの利用が増大する社会でもある。このような背景から，人々にとって延命や治癒のみが医療の唯一の目標ではなくなり，クオリティ・オブ・ライフ（quality of life：QOL，生活の質）の向上が重要な課題とされるようになってきている。

看護関連の文献データベース（CINAHL）にはじめて「QOL」とい

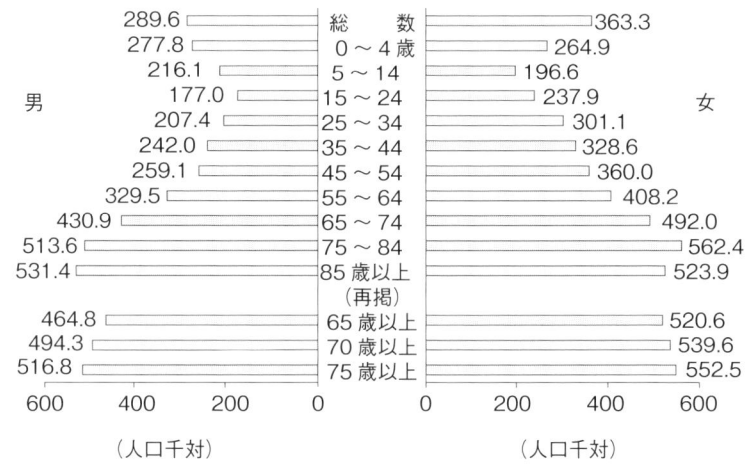

男	年齢	女
289.6	総数	363.3
277.8	0〜4歳	264.9
216.1	5〜14	196.6
177.0	15〜24	237.9
207.4	25〜34	301.1
242.0	35〜44	328.6
259.1	45〜54	360.0
329.5	55〜64	408.2
430.9	65〜74	492.0
513.6	75〜84	562.4
531.4	85歳以上	523.9
（再掲）		
464.8	65歳以上	520.6
494.3	70歳以上	539.6
516.8	75歳以上	552.5

（人口千対）　　　　　　　（人口千対）

注　総数には年齢不詳を含む。

図1　性・年齢階級別にみた有訴者率（人口千対，2007）（一般財団法人厚生労働統計協会，2010，p73）

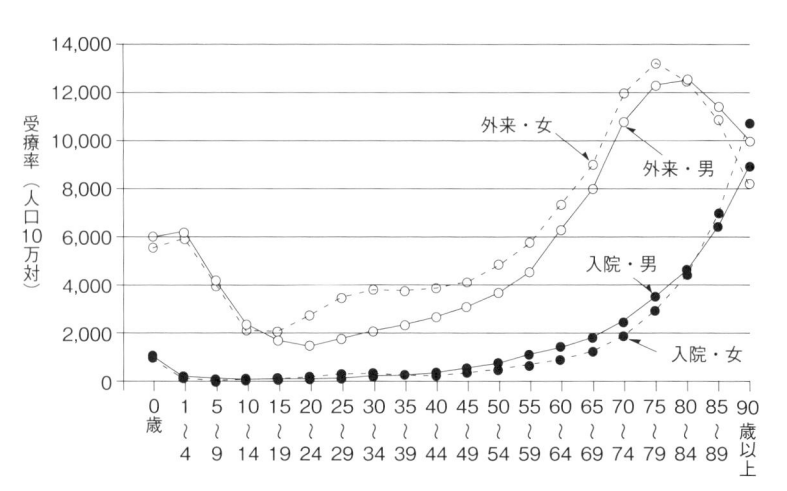

図2　性・年齢階級別にみた受療率（人口 10 万対）―入院，外来―（2008 年 10 月）（一般財団法人厚生労働統計協会，2010，p76）

う用語が見出し語として使用されたのは1983年である。CINAHLの主題分野においては，QOLに影響を及ぼすと考えられるいくつかの分野，例えば，心理社会的要因，経済的要因，教育，倫理的問題，評価，組織，基準，動向などが取り上げられている〔イレーヌとパマラ（Ilene & Pamala），2002〕。看護関連において，QOLは社会経済的，人口統計的，ライフスタイル，人格特性，地域環境や社会環境，および心身のウェルビーイングなどの要素と深く結びつく〔アビリス，ギフト，オーエイ（Abeles, Gift & Oey），1994〕広範囲な意味を包含するものとされている。フェランス（Ferrans, C. E. 1990, 1996）は，QOLの概念を四つの主要な領域，すなわち健康／身体機能，心理的／スピリチュアル，社会的／経済的，および家族という4領域から構成されると述べている。フェランスが行ったQOLの概念化は，諸領域に含まれる要素との関係においてはかなりの重複部分があるが，慢性疾患とともにある生活の中で人々が直面する問題と課題を検討するうえで重要とされている。このように，QOLが看護関連領域においても重要な概念として注目されるようになってきたのは，看護者が利用者のQOLに関する知識をもつことによって包括的な看護ケアの計画と評価が可能になること，さらに，利用者のQOLと治療の目標や治療に対する反応とを関連づけて観察できることなどがあげられる。また，看護実践においてはQOLをアセスメントすることにより看護介入が利用者と家族に与える影響を理解できること，さらに，看護者が利用者のQOLを総合的に認識することによって，病のもたらす苦しみの複雑な相互関係を理解することができることなどがあげられる。このように，看護実践に必要とされる情報が得られ，最終的には，利用者のQOLに影響を与える看護介入やその効果について検討することが可能となるなどの理由からである。

医療評価においても，保健医療上の多くの場面では利用者のニーズにどの程度対処できているかを評価するために，QOL評価が多く用いられている。ここでの結果は効果に対して効率がよく，低コストであることが高い評価に結びついている。

(2) QOLの測定尺度

QOLは，きわめて広範囲な概念を包含し，主観的な要素が含まれ，個人特有の状況や経験によって形成される。そのため，その定義づけには主観的・個人的視点が重要となることがあげられる。QOLは人が違えば違う事柄を意味し，また，使われる分野によっては異なる意味を帯びることが特徴としてあげられる。これらのことから，QOL評価のために多くの測定尺度が開発されている。

1）包括的測定尺度

包括的測定尺度は，健常人にも適用され，患者の病気あるいは状態に関係なく包括的使用を意図したものである。一般的にはQOL尺度とされているが身体状態に焦点をあてているため，「健康状態の測定」尺度と呼ばれている。初期の測定尺度では，身体機能が中心となることが多

く，情緒的な事柄や社会生活，実存的な事柄のような主観的局面を調べる尺度はほとんどなかった。しかし，その後開発された測定尺度では，主観的局面が強調され，全体的な QOL について複数の質問項目を含めるようになってきている〔ピーターとデビット（Peter & David），2000〕。包括的測定尺度の代表的な尺度としては，WHO/QOL26（田崎・中根，1997, 2007），Medical Outcome 36-Items Shot Form（SF36）（福原・鈴鴨，2004），EuroQol（EQ-5D）（池上ら，2001）などがあげられる。

WHO/QOL26 は，身体的領域，心理的領域，社会的関係，環境領域の 4 領域の QOL を問う 24 項目と，QOL 全体を問う 2 項目の全 26 項目から構成され，被検者の主観的幸福感，QOL を測定するために開発された尺度である。SF-36 は，保健医療の結果を評価する目的で開発された指標であり，8 項目の要素，1 physical functioning, 2 role functioning physical, 3 bodily pain, 4 general health, 5 vitality, 6 social functioning, 7 role functioning emotional, 8 mental health について，設問が設定されており，その得点をもとに変換式を用いてスケールを算出する。EuroQol（EQ-5D）は，ヨーロッパで開発が始まり，五つの項目属性（移動の程度，身の回りの管理，ふだんの活動，痛み／不快感，不安／ふさぎ込み）について評価し，専門的知識がない人でも記入できるように開発されたものである。

2）疾患特異的測定尺度

包括的尺度は，幅広い状況に対応することを意図していることから，スコアを健常者の集団や，さまざまな疾患患者と相互に比較できる利点がある。しかし，特定の疾患をもった患者に対する関心時には焦点を当てることができず，治療やケアの介入による違いを見出すことは難しい。このようなことから，個々の疾患や状況を特異的に測定する質問紙が開発されるようになった。

特異的領域としては，がん患者：European Organization for Research and Treatment of Cancer (EORTC) QOL-C30，慢性疾患患者：Functional Assessment of Chronic Illness Therapy (FACIT)，てんかん患者：Quality of Life in Epilepsy (QOLIE-89)，喘息患児：Pediatric Asthma Quality of Life (PAQOL) など，さまざまな疾患特異的測定尺度が開発され用いられている（池上ら，2001）。

3）QOL の特異的領域のための測定尺度

QOL は広範囲の概念を包含するため，不安や抑うつ，痛み，疲労感，身体の機能状態，自尊感情，コーピングなど，特定の領域を意図して測定する必要も生じる。これらは特に慢性疾患や進行性の疾患において重要となる。そのため，それぞれの状況を測定するために開発された測定尺度が利用されている。これらの領域は QOL の特定の局面の評価であるため，一般的な QOL 質問紙と併用して用いられている。

(3) QOL 研究の紹介

QOL 研究の紹介として，ここでは包括的測定尺度の中で WHO/QOL26 日本語版の質問紙の妥当性を検討した研究を紹介する（横山奈緒美，折笠秀樹　日本語版 WHO/QOL26 質問紙の妥当性. *Jpn Pharmacol Ther.* **31**, 737-774, 2003）。

目的

WHO/QOL26 英語版については，その妥当性と信頼性についての評価がなされているが，日本語版の場合は計量心理学的評価が実証されていない状況である。そのため，この研究では，WHO/QOL26 日本語版（図3）の妥当性について，計量心理学的方法を用いて評価することを目的としている。

対象者

2000 年後半に富山市周辺の 3 地区で還暦を迎えた全住民 1,553 名に WHO/QOL26 日本語版（田崎・中根，1997）の身体領域（7 項目）・心理領域（6 項目）・社会的関係（3 項目）・環境（8 項目）計 24 項目についての質問紙を郵送し，回答が得られた 1,013 名（回収率 65%）である。

方法

測定データ：この研究は，横断的観察研究データを用いた二次解析研究である。24 の質問項目はそれぞれ，5 段階の順序評点で 1（ワースト）〜 5（ベスト）に統一されている。この研究では，領域ごとにそれらの評点の和を求め，QOL の最高得点が 100 点になるように標準化されている。

統計解析：24 質問項目についての尺度妥当性，構成概念妥当性，領域内一貫性，弁別妥当性，そしてこれらの結果の安定性について検討されている。

尺度妥当性については，評点 1 および 5 の割合（床下・天井効果）を検討している。また，各質問項目について選択肢の個数が適当であるかを，項目反応理論を用いて評価している。5 段階評価であるため，項目反応理論から四つの困難度パラメータが推定されるため，隣り合うどうしの困難度のパラメータの差は三つ計算される。困難度パラメータは 100 点に標準化して三つの差が 10 点未満なら，質問肢が等間隔になっ

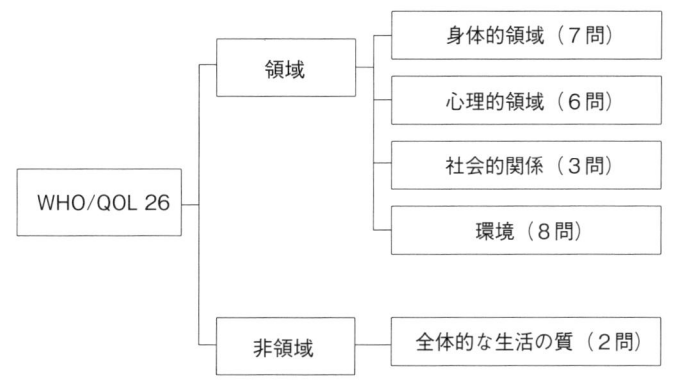

図3　WHO/QOL-26 日本語版の領域構成（横山ら，2003 より作成）

ていると判断している。

構成概念妥当性は，Varimax 回転による因子分析，主成分分析（共分散分析行列から），項目反応理論の識別力パラメータの負の値から検討している。

領域内一貫性については，クロンバック（Cronbach）の標準化 α 係数を用いて検討している。

弁別妥当性については，背景データの「活動域の程度」を用いて，自立群と介助群の 2 群に分け，2 群間の差から弁別力があるかをみている。また，これらが居住区により変化があるかどうかから安定性をみている。

解析ソフトウエアは，JMP Version 4 および SAS Version 8 を利用している。

結果の概要

対象の背景（表 1）；年齢は 60 歳と 61 歳に限定され，富山市周辺の

表 1 アンケート調査（$n=1,013$）における背景データの属性分布（横山ら，2003）

項目	属性	割合（％）
年齢	60 歳	46
	61 歳	54
性別	男性	47
	女性	53
居住地	八尾町	27
	大沢野町	33
	婦中町	40
治療状態	治療中	43
現疾患	高血圧症	23
	高脂血症	9
	糖尿病	8
	がん	4
	脳卒中	3
	狭心症	3
活動域の程度	自立	96
就労状態	就労中	62
生活規則性	規則的	75
BMI（kg/m²）		23.1（15.5-35.6）*

＊中央値（最小-最大）

領　域	第 2 主成分	第 3 主成分
社会的関係	0.89	
身体的領域	−0.34	−0.75
心理的領域	−0.31	0.44
環境	−0.07	0.48

第 2 主成分から「社会的関係」が分かれ，第 3 主成分からさらに「身体的領域」が分かれた。

図 4 領域別総合点に対して主成分分析を適用した結果（横山ら，2003）

3地区に居住していて，疾病状況，就労状況は年齢からすると平均的な対象者となっていた。

尺度妥当性：身体領域の中の「医薬品と医療への依存」と「痛みと不快」という2項目，また心理的領域の中の「否定的感情」についてベストの回答者が多くなったほかは，対称的な分布となり尺度妥当性は確保されていた。回答肢が等間隔になっている項目反応理論の困難度パラメータで検討した結果，全体の75%の質問で妥当と判断された。

構成概念妥当性；因子分析の結果（表2），第1因子として心理学的領域の4項目と環境領域の5項目が混在した形で現れ，第2因子としては社会的関係領域の3項目があがった。第3因子としては身体的領域の

表2 Varimax回転による因子分析の因子負荷量（横山ら，2003）

	質問項目	第1因子 (35%)	第2因子 (8%)	第3因子 (6%)	第4因子 (5%)(寄与率)
身体的領域	日常生活動作			0.66	
	医療品と医療への依存				0.72
	活力と疲労	0.74			
	移動能力	0.47			
	痛みと不快				0.82
	睡眠と休養			0.29	
	仕事と能力			0.74	
心理的領域	ボディ・イメージ	0.53			
	否定的感情				0.44
	肯定的感情	0.59			
	自己評価			0.64	
	精神性，宗教，信条	0.64			
	思考・学習・記憶・集中	0.62			
社会的関係	人間関係		0.59		
	社会的支援		0.64		
	性的活動		0.40		
環境	金銭関係	0.49			
	自由・安全と治安	0.59			
	健康と社会的ケア			0.53	
	居住環境			0.57	
	新しい情報と技術獲得の機会	0.64			
	余暇活動の参加と機会	0.54			
	活動圏の環境	0.64			
	交通手段			0.40	

| 人間関係：識別力 0.29 | 社会的支援：識別力 0.28 | 性的活動：識別力 0.21 |

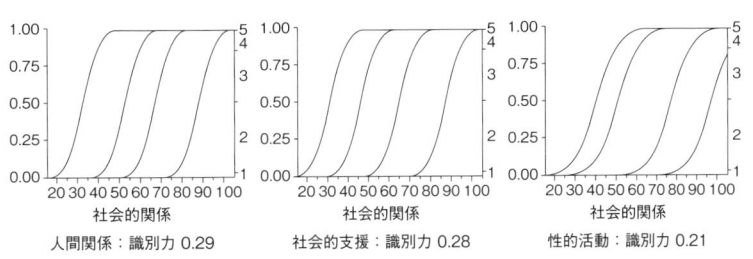

3つの質問はどれも識別力が十分高いと思われるが，あえていえば性的活動の質問では少し低い。

図5 「社会的関係」領域の3質問に対する項目反応理論での識別力（縦軸は各質問の回答率を示す）（横山ら，2003）

3項目があがった。これらの3因子から合計15因子解が得られたが，11質問項目はこれらとは異なる因子に分類され，WHO/QOL26日本語版について4領域は明確に抽出されなかった。

主成分分析（図4）では，心理的領域と環境領域が類似したものとして構成され，引き続き身体領域と関連し，社会的関係との結びつきが最低になっていた。

項目反応パラメータの識別力パラメータで検討した結果（図5）は，パラメータの値は0.11～0.29の範囲にあり，すべて正の値を示していたことから，すべての質問が領域に寄与していることが確認できた。

領域内一貫性（表3）：クロンバックの標準化α係数をみると，身体的領域で0.79，心理的領域で0.79，社会的関係で0.66，環境で0.80となった。社会的関係で「性的活動」を除くと0.70へ上がることから，性的活動という質問項目は社会的支援領域から少し異質であることがうかがえた。

弁別妥当性（表4）：活動域の程度では，「自立群」が「介助群」に比べてすべての領域で有意に高かった。治療の有無においても，「治療群」が「非治療群」に比べてすべての領域で有意に低かった。このように，二つの外的基準に関しては，弁別妥当性があることが確認された。

結果の安定性：これまで述べてきた種類の妥当性についてサンプルグループを3グループ別に検討した結果，構成妥当性を除き，同様の結果が得られた。このことから，今までに得られた全体での結果は，ほぼ安定していると判断された。

(4) 研究の講評

この研究は，WHO/QOL26日本語版の妥当性について検討することを目的としている。WHO/QOL26の研究では，WHO/QOL日本語版とWHO/QOL26日本語版とを比較した計量心理学的研究について，田崎，中根（1997），田崎ら（1998），中根ら（1999）がすでに行っていたが，WHO/QOL26日本語版だけを対象にした研究は，この研究が本邦初であり意義ある研究である。

QOL研究を報告する際の一助となるガイドラインは，スタケら（Staquet et al., 1996）によって提案されている。ここでは，まず，QOLを評価する健康プロフィールの選択が適切であることを示すことが求められている。対象者の年齢は60歳と61歳に限定され，富山市周辺の3地区に居住する全住民1,553名を対象にしていて，疾病状況，就労状況は年齢を対象にすると平均的な人々が対象者となっていたことから，健康プロフィールの選択は適切であるといえる。また，臨床的に重要なQOLの差異については，対象群に活動域の程度として「自立群」と「介助群」，治療の有無として「治療群」と「非治療群」を比べてすべての領域で有意であり弁別力があることが確認された。このことから，サンプサイズに問題はなかったといえる。

研究デザインは，横断的観察研究データを用いた二次解析研究である。24項目の質問項目に対する回答肢はそれぞれ，5段階の順序評点

表3 領域内標準化α係数と，領域内の質問を除外した場合の標準化α係数（横山ら，2003）

	領域内α係数	その質問を除いた時のα係数
身体的領域	0.79	
日常生活動作		0.72
医薬品と医療への依存		0.78
活力と疲労		0.76
移動能力		0.78
痛みと不快		0.77
睡眠と休養		0.78
仕事と能力		0.74
心理的領域	0.79	
ボディ・イメージ		0.76
否定的感情		0.80
肯定的感情		0.75
自己評価		0.76
精神性・宗教・信条		0.75
思考，学習，記憶，集中		0.76
社会的関係	0.66	
人間関係		0.50
社会的支援		0.48
性的活動		0.70
環境	0.80	
金銭関係		0.78
自由・安全と治安		0.77
健康と社会的ケア		0.79
居住環境		0.79
新しい情報と技術獲得の機会		0.77
余暇活動の参加と機会		0.78
生活圏の環境		0.77
交通手段		0.80

質問を除外してα係数が減少するものが重要な質問を示し，増加するものはそうでないことを示す．

表4 活動域の程度・治療の有無に関する弁別妥当性の結果（横山ら，2003）

	活動域の程度			治療の有無		
	自立群($n=972$)	介助群($n=38$)	p値	治療群($n=436$)	非治療群($n=564$)	p値
身体的領域	74.3±0.4	55.2±2.0	<.0001	69.8±0.6	76.5±0.5	<.0001
心理的領域	67.1±0.4	49.4±2.1	<.0001	64.7±0.6	67.9±0.5	<.0001
社会的関係	66.9±0.4	53.1±2.2	<.0001	65.4±0.6	67.3±0.5	0.017
環境	64.7±0.4	54.6±1.9	<.0001	63.4±0.6	65.1±0.5	0.018

数値はMean±SEを示す
弁別妥当性は$p<0.01$で定義したので，2カ所を除くすべての項目で弁別性が証明されたことを示す．

で統一され，尺度妥当性が得られていることが示されている．領域ごとにそれらの評点の和を求め，QOLの最高得点が100点になるように標準化していて，スコア化の手順は明確である．

データ解析については，構成概念妥当性について Varimax 回転による因子分析から，第2因子で社会的関係として因子解が得られたが，残りの領域では各因子のまとまりは得られなかった。同様に，領域総得点による主成分分析でも，心理的領域と環境領域との混在していることが確認され，構成概念妥当性に多少の問題を残すとしている。構成概念妥当性は，測定尺度が備えておくべき最も重要な特性の一つである。それは，ある尺度が，測定しようとする構成概念をどの程度測定できているかを評価するためである。理論的に仮定した概念がモデルとして適切であるか，モデルフィットを確認する確証的因子分析で検討してみることも必要であろう。その他の，尺度妥当性，領域内一貫性，弁別妥当性については，それらの性能が十分であることが示されている。

　信頼性の評価は，ある測定や測定法が再現可能で一貫した結果をもたらすことを確認することによる。QOL が似通った患者では，測定時点でそれぞれに似かよった，つまり再現性のある反応を示すはずである。この研究では，領域内一貫性として，クロンバックの標準化 α 係数から検討され，一貫性があることを確認している。

　感度や反応性も，尺度が備えておくべき重要な特性としてあげられる。感度は，通常，QOL に差があると予測される患者群の横断的な比較によって評価される。感度については，「自立群」と「介助群」および「治療群」と「非治療群」における有意差から確認されている。反応性については同一の患者内の変化との関係が深く，この研究では経時的変化は測定していないので，今後，縦断的研究で予測妥当性を検討することを課題としている。

　これらから，WHO/QOL26 日本語版の計量心理学的妥当性，および信頼性は，ほぼ満足いく結果であったとし，この研究で発見できた知見を示している。さらに，残された尺度の反応性の検証は，今後の課題とされている。

　看護研究においても，疾患特異的測定尺度を中心に QOL 尺度の開発がなされているが，妥当性，信頼性，感度，反応性を満たしていなければならず，これらを検討するうえで参考にできる研究であろう。さらに，慢性疾患が増加する中，症状を緩和し，安楽を提供するだけでなく，利用者の QOL を高める看護介入がより必要とされるようになっている。そこでは，それぞれの看護介入がどの程度まで QOL を高めたかを評価すること，つまり，QOL への貢献度が経費効率とともに重要な要素となっている。今後の研究においては，利用者の QOL の構造を示す研究とともに，看護実践の介入効果（森山ら，2008）について QOL をアウトカム指標として示していくことが求められているといえる。

参考文献

Abeles, R. P., Gift, H. C., Oey, M. G., 1994 *Aging and quality of life*. New York. Springer.
Aiken, L. H., Clarke, S. P., Sloane, D. M., Sochalski, J., Silber, J. H. 2002 Hospital nurse

staffing and patient mortality, nurse burnout, and job dissatisfaction. *JAMA* **288**, 1987-1993

安東由佳子・片岡　健・小林敏生・岡村　仁・北岡和代　2009　神経難病患者をケアする看護師におけるバーンアウト因果モデルの作成と検証　日本看護科学会誌　**29**　3-12

Ferrans, C. E., 1990 Development of a quality of life index for clients with cancer. *Oncology Nursing Forum* **17** (Suppl), 15-19

Ferrans, C. E., 1996 Development of a conceptual model of quality of life. *Scholarly Inquiry for Nursing Practice* **10**, 293-304

福原俊一・鈴鴨よしみ編集　2004　SF-36V2　日本語版マニュアル　NPO 健康評価機構

池上直己・福原俊一・下妻晃二郎・池田俊也　2001　臨床のための QOL 評価ハンドブック　医学書院

Ilene, M. L., Pamala, D. L., 2000 Chronic Illness Impact and Interventions（黒江ゆり子監訳　2007　クロニックイルネス　人と病いの新たなかかわり　医学書院　141-156）

Journal of Advanced Nursing の執筆者のための情報
　　http://www.journalofadvancednursing.com/default.asp?file=authorinfo

厚生労働省　平成 19 年国民生活基礎調査
　　http://www.mhlw.go.jp/toukei/list/20-19-1.html

森山美知子・中野真寿美・古井祐司・中谷　隆　2008　セルフマネジメント能力の獲得を主眼にした包括的心臓リハビリテーションプログラムの有効性の検討　日本看護科学会誌　**28**　17-26

中根允文・田崎美弥子・宮岡悦良　1999　一般人口における QOL スコア分布　WHOQOL を利用して　医療と社会　**9**　123-130

Peter, F., David, M., 2000 Quality of Life Assessment, Analysis and Interpretation（福原俊一・数間恵子監訳　2005　QOL 評価学　測定，解析，解釈のすべて　中山書店）

Shyu, Y.-I. L., Cheng, H.-S., Teng, H.-C., Chen, M.-C., Wu, C.-C., Tsai, W.-C., 2009 Older people with hip fracture: Depression in the postoperative first year. *Journal of Advanced Nursing* **65**, 2514-2522

Staquet, M., Berzon, R., Osoba, D., Machin, D., 1996 Guideline for reporting results of quality of life assessments in clinical trials. *Quality of life Research* **5**, 496-502

田崎美弥子・中根允文監修　1997　世界保健機構・精神保健と薬物乱用予防編　日本語版 WHOQOL26　金子書房

田崎美弥子・中根允文・架農恵子・畑田けい子・宮岡悦良　1998　介護休暇制度を利用して働く女性の Quality of Life（QOL）　日本社会精神医学会雑誌　**6**　171-184

田崎美弥子・中根允文　2007　WHOQOL26 手引き 改訂版　金子書房

von Elm, E., Altman, D. G., Egger, M, Pocock, S. J., Gøtzsche, P. C., Vandenbroucke, J. P.; STROBE Initiative. 2008 The Strengthening the Reporting of Observational Studies in Epidemiology(STROBE) statement: Guidelines for reporting observational studies. *J Clin Epidemiol* **61**, 344-349. PMID: 18313558

横山奈緒美・折笠秀樹　2003　日本語版 WHO/QOL-26 質問紙の妥当性　*Jpn Pharmacol Ther* **31**, 737-774

一般財団法人厚生労働統計協会　2010　国民衛生の動向　2010/2011　72-78

●索 引● (50音順)

あ 行

RMSEA (Root Mean Square Error of Approximation)　146
α エラー　75
α 係数（クロンバックのα係数）　21
一般化推計式　134
依頼文書　144
因果関係　141,143
因子　17
因子寄与　18
因子寄与率　18
因子構造　16
因子的妥当性　22
因子の命名　18
因子負荷（因子パターン）　17
因子分析　16,146
international relevance　130
インパクトファクター　128
インフォームド・コンセント　54,64
引用　38,40
ウィルコクソン（Wilcoxon）　76,89
打ち切り　81,98
英語による論文作成　104
英語論文の作成　114
AGFI　100
AMOS　100
エカマックス回転　85
疫学研究に関する倫理指針　63,66
SDS　115
SPSS　71
F検定　76
MMSE　134
エレンフェルドとエケルラング（Ehrenfeld, M. & Eckerlung, S.）　5
横断研究（Cross sectional study）　48
autonomy（自律性）　142
オッズ比　51,52,77,82,90
思い出しバイアス（recall bias）　57

か 行

回帰分析　80
χ^2（χ2乗）検定　19,78,90
回収　144
回収率　147
介入　142
介入研究（Intervention study）　46,53,77
科学研究費補助金（Grant-in-Aid for Scientific Research）　59
学術論文の書き方　104
確証的因子分析　85,100
仮説　130
家族情報バイアス（family information bias）　57
合併症　133
カテゴリ　90
カプラン・マイヤー（Kaplan-Meier）　81,92,98
間隔尺度　12
看護研究　4
看護師長　144
看護上の示唆　140
看護職における研究活動　5
看護部長　144
看護領域雑誌　2
看護領域の論文数　3
観察研究　46,47,129
患者対照研究　50
緩衝要因　144
完成した原稿を投稿する　113
関連性　131
Keynote　121
記述疫学（Descriptive epidemiology）　47
記述疫学研究　46
記述的研究　130
記述統計　73,134
基準関連妥当性　22
偽薬（プラセボ）　54,58
QOL研究　159
QOLの測定尺度　157
95％信頼区間　82
共通因子　17
共通性　18
共分散構造分析　85
寄与危険度　77
偶然誤差（random error）　55
クオリティ・オブ・ライフ（quality of life：QOL）　156
クラスカル・ウォリス（Kruskal-Wallis）　76,89,146

クロンバックのα係数　21, 86, 101
経時的　132
系統誤差（systematic error）　55
結果（Results）と図表を作成する　107
結果還元　67
結果の公表　66
欠損値　71, 88, 94, 147
決定係数　80
研究　142
研究指導　108
研究指導者　112
研究デザイン　132
研究の限界　139
研究モデル　9
健康労働者効果（healthy worker's effect）　56
検出力の検定　133
原著論文　104
限定（restriction）　58
交互作用　84
考察（Discussion）を書く　108
構成概念　8
構成概念妥当性　22
厚生労働科学研究費補助金　61
行動的ストレス反応　142
項目―全体相関分析　26
交絡（confounding）　58
交絡要因　82
高齢化　130
誤差　20
個人要因　144
コックスの比例ハザードモデル　82, 83, 92
5年生存率　92
コホート研究（cohort study）　52, 77
固有値　146
コルモゴロフ・スミルノフ（Kolmogrov-Smirnov）　73, 89, 95
context　130

さ 行

再検査法　21
最頻値　14
SAS EG　71
算術平均　14
サンプリング　133
サンプル　133
GFI（Goodness of Fit Index）　100, 146
G-P分析　26
自記式質問紙　144
自己選択バイアス（self-selection bias）　56
仕事ストレッサー　142
質的研究　135
質問者バイアス（questioner bias）　57
指導者　104
四分位偏差　15
死亡率　129
Journal of Advanced Nursing（JAN）　128
Journal Citation Reports　128
尺度得点　8
尺度の標準化　25
シャピロ・ウィルク（Shapiro-Wilk）　73, 89, 95
重回帰分析　147
収束の妥当性　22
従属変数　9, 135, 145
自由度調整済み決定係数　82
主観的健康感　70
順序尺度　12, 70
情緒的社会的サポート　134
情報公開　66
情報バイアス（information bias）　57
症例対照研究（case-control study）　50, 52, 78
除外基準　146
職場環境　142
職務満足度　141
序論（Introduction）を書く　110
神経難病患者　143
真値　20
信頼性　20, 135, 146
信頼性係数　21
心理尺度　8
心理的事象　8
心理的ストレス反応　142, 144
スクリープロット　99
ステップワイズ法　84
ストレッサー　142
STROBE声明　129
スピアマン（Spearman）　80, 91, 97
図表　107
SmartArt　121
成果の還元　67
生存時間　81
生態学的研究（Ecological study）　50
正の相関　10
折半法　21
説明変数　9
self-efficacy（セルフ・エフィカシー）　142
潜在変数　85

選択基準　132
選択バイアス（selection bias）　56
相関　10
相関係数　10
相関分析　147
相対危険度（relative risk；RR）　52,77,90
相対度数　13
層別化（stratification）　58,59,82
属性　133

た　行

ダービン・ワトソン（Durbin-Watson）　91,97
対応のあるデータ　76
対照カテゴリ　78
対象と方法を書く　108
大腿骨頸部骨折　128
代諾者からのインフォームド・コンセント　65
代表性　149
代表値　14
DAG　84
多重共線性　84,97
多重比較　76,90,96
多重ロジスティック回帰分析　98,134
脱落者　138
脱落バイアス（losses to follow up）　57
妥当性　20,135,146
多変量解析（multivariate analysis）　58,59
ダミー変数　79
多要因性　141
探索的因子分析　85,92,99
地域介入研究　55
中央値　14,89,95
中央値の検定　76
調査用紙　144
重複がないか　111
著作権法　第32条　38
著作権法　第20条　39
著作権法　第2条　38
著作権法　第48条　39
著作物　38
t 検定　19,75,89,95
定数　9
データインポート　72
データの入力　70
デビアンス　92
転載　40
転職　141
転倒　128

同意（インフォームド・コンセント）　54
統計解析　135
統計処理　134
統計的検定　19
投稿規程　128
独自因子　17
独立変数　9,135,145
度数　13
度数分布表　13
トレランス　91

な　行

NIOSH 職業性ストレスモデル　144
内的整合性　21,86
内容的妥当性　22
二重盲検法（double masked method）　54,58
日常生活動作（activities of daily living：ADL）　128
認知機能　133
ノンパラメトリック　76,80,89,96

は　行

バーセルインデックス　134
Bartlett の球面性検定　99
バーンアウト　141
配置転換　141,143
箱ひげ図　89
ハザード比　83,92,99
パス係数　147
パス図　85
外れ値　11
パネルデータ　76
バリマックス回転　85
PowerPoint　121
ピアソン（Pearson）　80,90,97
P 値　75
ヒストグラム　89,95
標準化（standardization）　58,59
標準偏差　15
比率尺度　12
Fisher　90,96
負の相関　10
ブラインド化　58
プラセボ　54,58
プラセボ効果　57
フリードマン検定　77
プレゼンテーション　114
プレゼンテーションソフト　119

PREP　115
プロクラステス回転　85
プロマックス　93
文化　131
分散　15
分散拡大　84, 91, 97
分散分析　76, 90, 96
分析疫学（Analytical epidemiology）　48
分析研究　46
分布　13
平均からの偏差　15
平均値　14
平均年齢　147
併存的妥当性　22
便宜的サンプル　138
返信用封筒　144
変数　9, 131
偏相関係数　91, 97
弁別的妥当性　22
方法　134
保健医療システム　131
Hosmer-Lemeshow　92, 98

　　　　　ま　行

前向き　132
マクシェリー（McSherry, R.）　5
マクネマー（McNemar）　79, 90, 96
マスク化　58
マッチング（matching）　51, 58
マッチングした症例対照研究　79
マン・ホイットニー（Mann-Whitney）のU検定　146
無作為　145
無作為（ランダム）化（randomization）　58
無作為化比較対照試験（Randomized Controlled Trial：RCT）　54
無相関　10

名義尺度　12, 70
盲検化　58
目的変数　9
文科省科学研究費　60

　　　　　や　行

有効回答数　147
優先権（priority）　108
郵送調査　144
有病者・罹患者バイアス　57
有病率　129
用語　144
要約（Abstract），結論（Conclusion）およびタイトルページを作成する　112
要約統計量　27
抑うつ　128
予測因子　137
予測的妥当性　22

　　　　　ら　行

利益相反　66
離職　141
リスク差（寄与危険度）　77
リスク比（相対危険度）　77
理論（概念）モデル　131
リハビリテーション　129
臨床実践　131
臨床的看護研究　4
倫理審査　62
倫理的配慮　147
rationale　130
ログランク検定　81, 98
論文作成　106
論文の修正と再投稿　113

　　　　　わ　行

ワーディング　25

〔編者〕

横山和仁　国際医療福祉大学大学院教授・順天堂大学客員教授
青木きよ子　順天堂大学名誉教授

〔執筆者（執筆順）〕

横山和仁　編著
岩佐　一　福島県立医科大学医学部公衆衛生学講座准教授
渡邊一久　学校法人希望学園こどもの園幼稚園理事
黒沢美智子　順天堂大学医学部衛生学・公衆衛生学准教授
豊川智之　和洋女子大学看護学部教授
廣島麻揚　東京医療保健大学教授
七井琢哉　ビヨンドテック代表
山本則子　東京大学大学院医学系研究科高齢者在宅長期ケア看護学分野教授
千葉由美　横浜市立大学大学院医学研究科看護学専攻教授
青木きよ子　編著

心理測定を活かした看護研究

2013年6月10日　初版第1刷発行　　　　　　　　　　　［検印省略］
2023年2月28日　初版第4刷発行

編著者　横山和仁　青木きよ子
発行者　金子紀子
発行所　株式会社　金子書房
　　　　〒112-0012　東京都文京区大塚3-3-7
　　　　TEL　03-3941-0111（代）　FAX 03-3941-0163
　　　　振替　00180-9-103376
　　　　URL　https：//www.kanekoshobo.co.jp
印　刷　藤原印刷株式会社　　　製　本　一色製本株式会社

© Kazuhito Yokoyama, Kiyoko Aoki et al. 2013
ISBN 978-4-7608-2644-5　C3047
Printed in Japan